カラービジュアルで見てわかる！

はじめての消化器内視鏡看護

監修 ● 独立行政法人労働者健康安全機構大阪労災病院 副院長／消化器内科部長　平松 直樹
　　　独立行政法人国立病院機構大阪医療センター 副院長　三田 英治
編著 ● 独立行政法人労働者健康安全機構大阪労災病院 消化器内科 消化管内科部長　山田 拓哉

できるナースは
ここからはじめる！
やりなおす！

MC メディカ出版

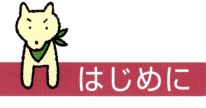
はじめに

　消化器内視鏡診療は，近年検査のみならず治療においても非常に目覚ましい進歩を遂げています．私が大学を卒業し消化器内科医を志したころに全国に広まりつつあった内視鏡的粘膜下層剥離術（ESD）は，今や早期消化管がんに対する標準治療のひとつとなっています．そのほかにも超音波内視鏡下穿刺吸引法（EUS-FNA）やダブルバルーン小腸内視鏡，カプセル内視鏡などさまざまな新しい内視鏡検査が生まれています．

　このような内視鏡診療の進歩に伴い，必要となる看護も日々変化しています．内視鏡分野においては，医療スタッフのチームワークが非常に重要であり，医療スタッフ間の意思疎通をスムーズに行うためにも，患者さんの背景の十分な理解，処置がどのような状況で進行していくかという予測，処置に対する的確な介助技術などが求められます．また，内視鏡検査や治療にはさまざまな機器が使用されており，それらを十分に理解することも重要です．

　本書では，消化器内視鏡看護をはじめて学ぶ新人看護師さんにもわかりやすいように，内視鏡看護に必要な基礎的な事項や，具体的な検査・治療の管理について写真やイラストを用いて解説しています．また，内視鏡室の運用に必要な内視鏡洗浄・消毒についても記載しています．

　本書が内視鏡診療に携わる看護師さんのみならず，内視鏡技師さんや消化器内視鏡医を志す医師の皆さんにも活用いただけることを祈っています．

2019 年 8 月

独立行政法人労働者健康安全機構大阪労災病院 消化器内科 消化管内科部長　山田 拓哉

カラービジュアルで見てわかる！
はじめての 消化器内視鏡 看護

CONTENTS

はじめに ・・・・・・・・・・・・・・・・・・・・・・・・・・・・・・・・・・・・・・ 3

監修・編著・執筆者一覧 ・・・・・・・・・・・・・・・・・・・・・・・・・・・ 6

第1章　消化器内視鏡の基礎知識

- 内視鏡室，内視鏡検査・治療とは ・・・・・・・・・・・・・ 8
- 内視鏡システムとスコープの種類 ・・・・・・・・・・・・・ 12
- 内視鏡周辺機器と各種処置具 ・・・・・・・・・・・・・・・ 16
- 消化器内視鏡を使った診断法 ・・・・・・・・・・・・・・・ 20

第2章　消化器内視鏡看護の基礎知識

- 処置前の準備と患者さんへの説明 ・・・・・・・・・・・・・ 30
- 検査・治療が決まったときの看護 ・・・・・・・・・・・・・ 32
- 検査・治療当日の看護 ・・・・・・・・・・・・・・・・・・・ 36
- セデーションと看護 ・・・・・・・・・・・・・・・・・・・・ 44
- 偶発症とその対応 ・・・・・・・・・・・・・・・・・・・・・ 47

第3章　消化器内視鏡検査と看護

- 上部消化管内視鏡検査 ・・・・・・・・・・・・・・・・・・・ 50
- 下部消化管内視鏡検査 ・・・・・・・・・・・・・・・・・・・ 60
- 生検法 ・・・・・・・・・・・・・・・・・・・・・・・・・・・ 69
- 超音波内視鏡検査・超音波内視鏡下穿刺吸引法 ・・・・・・ 72
- 内視鏡的逆行性膵管胆管造影 ・・・・・・・・・・・・・・・ 74

- バルーン小腸内視鏡検査 ・・・・・・・・・・・・・・・・・・・・・・ 79
- カプセル内視鏡検査 ・・・・・・・・・・・・・・・・・・・・・・・・ 81

第4章　消化器内視鏡治療と看護

- 内視鏡的粘膜切除術 ・・・・・・・・・・・・・・・・・・・・・・・ 84
- 内視鏡的粘膜下層剥離術 ・・・・・・・・・・・・・・・・・・・ 88
- 内視鏡的止血術 ・・・・・・・・・・・・・・・・・・・・・・・・・・・ 92
- 内視鏡的静脈瘤結紮術 ・・・・・・・・・・・・・・・・・・・・ 94
- 内視鏡的静脈瘤硬化術 ・・・・・・・・・・・・・・・・・・・・ 98
- バルーン拡張術 ・・・・・・・・・・・・・・・・・・・・・・・・・・・ 102
- ステント留置術 ・・・・・・・・・・・・・・・・・・・・・・・・・・・ 104
- 内視鏡的胆管結石除去術 ・・・・・・・・・・・・・・・・・・ 106
- 内視鏡的胆道ドレナージ術・内視鏡的乳頭括約筋切開術 108
- 経皮内視鏡的胃瘻造設術 ・・・・・・・・・・・・・・・・・・ 111
- 異物除去 ・・・・・・・・・・・・・・・・・・・・・・・・・・・・・・・ 115

第5章　消化器内視鏡関連機器の洗浄と安全管理

- 内視鏡・内視鏡付属品の洗浄・消毒 ・・・・・・・・・・・・ 118
- 感染対策・感染予防 ・・・・・・・・・・・・・・・・・・・・・・・ 122

第6章　消化器内視鏡領域で使用される薬剤・注意すべき薬剤

- 消化器内視鏡領域で使用される薬剤 ・・・・・・・・・・・ 124
- 消化器内視鏡領域で注意すべき薬剤 ・・・・・・・・・・・ 128

略語 ・・・・・・・・・・・・・・・・・・・・・・・・・・・・・・・・・・・ 131
引用・参考文献 ・・・・・・・・・・・・・・・・・・・・・・・・・・・ 133
さくいん ・・・・・・・・・・・・・・・・・・・・・・・・・・・・・・・・ 135

※本書に登場する人物はすべてモデルです.

監修・編著・執筆者一覧

監修 平松 直樹　独立行政法人労働者健康安全機構大阪労災病院
　　　　　　　　　副院長・消化器内科部長／医師

　　　　 三田 英治　独立行政法人国立病院機構大阪医療センター
　　　　　　　　　副院長／医師

編著 山田 拓哉　独立行政法人労働者健康安全機構大阪労災病院
　　　　　　　　　消化器内科 消化管内科部長／医師

執筆

独立行政法人労働者健康安全機構大阪労災病院

山田 拓哉　　消化器内科 消化管内科部長／医師
平尾 元宏　　消化器内科 副部長／医師
楠本 侑弘　　消化器内科 医長／医師

出野 憲由　　内視鏡室／技師

佐野 恵子　　看護部長
田代 純子　　看護副部長
松本 好　　　内視鏡室／看護師
伊庭 智子　　内視鏡室／看護師
佐保井 政子　東4階病棟／看護師長
岡本 愛子　　東4階病棟／看護師
中村 美鈴　　東4階病棟／看護師
花枝 宏美　　西4階病棟／看護師長
関口 優花　　西4階病棟／看護師
奥村 奈々江　西4階病棟／看護師

第 1 章
消化器内視鏡の基礎知識

❖ 消化器内視鏡の基礎知識

内視鏡室，内視鏡検査・治療とは

新卒で入職したばかりだったり，今まで病棟でしか勤務したことがなかったり，というナースにとって，内視鏡検査や治療は，右も左もわからない未知の領域かもしれません．本書では，基礎の基礎から必要なことだけ，わかりやすく解説します！

内視鏡検査・治療とは

Point!
- 内視鏡検査・治療とは，内視鏡を使って管腔臓器や胆管などを直接観察したり，開腹せずに病変部を直接観察しながら治療することです．内視鏡治療は開腹手術と比べて患者の身体への負担が少なく，高齢化が進む日本では重要な治療手段の一つになっています．
- 侵襲が小さいとはいえ，身体への負担はゼロではありません．また治療に伴う偶発症も発生しており，治療前の評価や治療前・中・後の観察，急変時への備えなどが非常に重要です．

内視鏡室とはこんなところです！

◎内視鏡室の清浄度はクラスⅣ（一般清潔区域）として設計されています．

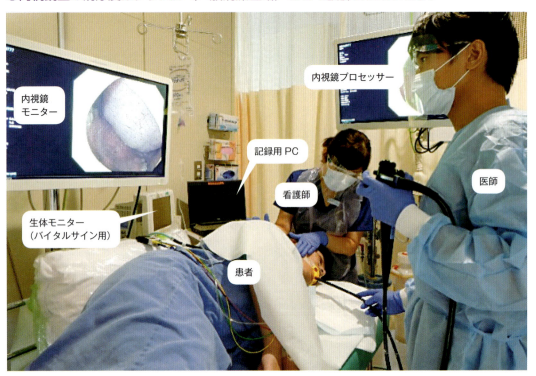

消化器内視鏡の基礎知識

内視鏡システムとは (→p.12)

◎内視鏡システムは，大きく分けて「本体装置」と「スコープ」で構成されています．

Point!
- スコープのコネクターを本体装置につなぎ，対象臓器が上部消化管であれば経口または経鼻，下部消化管であれば経肛門的にスコープを挿入します．
- 本体装置の画面に，スコープ先端からの画像が映ります．それを見ながら手元の操作部で内視鏡のアングルの調整をはじめとしたさまざまな操作が可能です．

内視鏡検査・治療の大まかな流れ

前日まで → 当日

- 内視鏡検査・治療の決定
- 食事上の注意
- 前処置
  - 絶食
  - 経口腸管洗浄液の内服
  - 気泡・粘膜除去のための薬剤内服 など
- 検査当日の最終確認
- **検査・治療開始**
- 各種モニタリング／血管確保
- タイムアウト
- 体位保持
- スコープの挿入
- 検査や治療などの処置
- スコープの抜去
- **検査・治療終了**
- ねぎらいの言葉かけ
- 処置後の観察

リラックスのための援助

内視鏡看護師に求められる役割

Point!
1. 内視鏡に関する高度な知識と技術を備え，処置・作業の流れを予測して，的確な処置介助を行う
2. 内視鏡に関する処置介助と苦痛緩和などの看護技術を並行して提供する
3. 限られた検査（治療）時間のなかで患者を理解し，個々に合わせた介助・説明を行う

❖ 消化器内視鏡の基礎知識

内視鏡で行うおもな検査

おもな検査	できること
上部消化管内視鏡検査 (→ p.50)	● この部位に発生する病気の診断・治療を行います． 食道　　胃
大腸内視鏡検査 (→ p.60)	● 肛門から内視鏡を挿入し，大腸粘膜に発症する病変の診断・治療を行います． 横行結腸
小腸内視鏡検査 (→ p.79)	● 小腸に発生する腫瘍や炎症性疾患に対する診断・治療を行います． 小腸（回腸末端）
カプセル内視鏡検査 (→ p.81)	● おもに小腸の観察に用いられます． ● 約 25mm 大のカプセルを飲むことで非侵襲的に小腸の観察が可能です． ● 近年，大腸内視鏡検査が困難な場合に大腸カプセル内視鏡が用いられることがあります．
組織採取 (生検法→ p.25, 69)	● 小さな鉗子などを使って生体組織を採取します． ● この組織を顕微鏡で観察（病理検査）することで，細胞の良悪性の判断をすることが可能になります．
膵臓・胆道内視鏡検査 (→ p.74)	● 内視鏡的逆行性膵管胆管造影（ERCP）という，X線像などを組み合わせた検査が行われます． ● 十二指腸までスコープを進め，その先は内視鏡の先端から造影カテーテルという細いチューブを膵管や胆管に挿入，造影剤を直接注入してX線像を撮影します．
超音波内視鏡検査 (→ p.72)	● 超音波装置を使用した内視鏡で，消化管の内腔から超音波検査を行います． ● 体表からの超音波検査と異なり，胃や腸内の空気や，腹壁，腹腔の脂肪，骨などが妨げにならず，高い分解能の超音波観察をすることが可能です．

はじめての消化器内視鏡看護

消化器内視鏡の基礎知識

Point!
- 内視鏡で行う検査には，対象とする臓器によってさまざまな種類があります．
- 検査と治療は個別に行われることもありますが，検査→治療と連続して行われることも少なくありません．

内視鏡で行うおもな治療

治療の種類	できること	
内視鏡的 ポリープ・腫瘍切除術 (→ p.84, 88)	● 筋層に障害を与えずに，粘膜下層の深さで病変を切り取り，組織を回収します． ● EMR や ESD は開腹手術に比べて患者さんの肢端の負担が非常に軽く，早期のがんに対する標準治療の一つです． ● ESD は EMR と比べて広い病変を切除可能です．	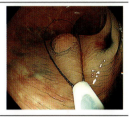
止血 (→ p.92, 94, 98)	● 胃潰瘍や十二指腸潰瘍などで消化管が出血している場合に，さまざまな方法（熱凝固やクリップ，ピンポイントな薬剤注入など）で止血することができます．	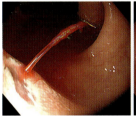 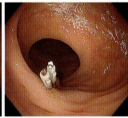
砕石・採石 (→ p.106)	● 内視鏡の鉗子には，胆道にできた胆石を砕いたり，取り出したりすることができるものがあり，内視鏡やX線下で確認しながら行います．	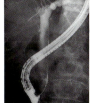 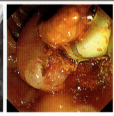
異物除去 (→ p.115)	● 身体内にある異物（誤って飲み込んだ魚の骨・義歯・PTPシート・ボタン電池など）を内視鏡で探し，鉗子で取り出します．	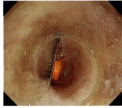 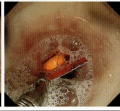

はじめての消化器内視鏡看護　11

❖ 消化器内視鏡の基礎知識

内視鏡システムとスコープの種類

内視鏡システムは大きく分けて，本体装置とスコープからなります．内視鏡には「軟性内視鏡」「硬性内視鏡」「カプセル内視鏡」があり，本書では「軟性内視鏡」と「カプセル内視鏡」について説明します．

内視鏡システムと各部の名称

Point!

- スコープを本体に取り付け操作部で操作します．操作部を操作することで挿入部の先端を自由に動かすことが可能です．
- スコープの操作部には内視鏡専用の鉗子やスネアなどの処置具，送水用チューブなどを挿入する専用の挿入口（チャンネル）があります．内視鏡の先端から出てきた処置具の先端を，スコープを通して動きを見ながら操作することができます．
- スコープには多くの種類があり，スコープの機能や形態はさまざまです．検査や治療といった使用目的や対象とする臓器などによって，さまざまに使い分けます．

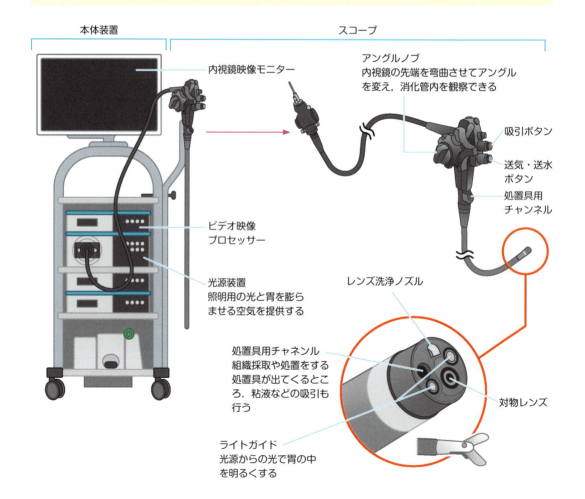

12　はじめての消化器内視鏡看護

消化器内視鏡の基礎知識

内視鏡の種類による分類

◎内視鏡には「軟性内視鏡」「硬性内視鏡」「カプセル内視鏡」があります．

軟性内視鏡

- 消化器内視鏡検査・治療に使用され，屈曲した腸管に挿入できるように柔らかい構造をしています．
- スコープの先端は，操作部のアングルを操作することで角度がつけられます．

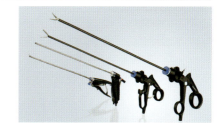

硬性内視鏡

- 挿入する部分が曲がらず，腹部に小さな穴を開けて観察や治療を行う腹腔鏡に使用されます．

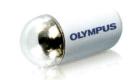

カプセル内視鏡（→ p.81）

- 内服カプセルのような形状で，内部にカメラとデータを送信する機構があります．患者は受信機と記録器を装着し，カプセルからのデータを受信・記録します．

内視鏡の視野角度（レンズの向き）によるスコープの分類

◎CCDカメラや各種チャンネルがスコープの長軸方向の側面や斜めについている内視鏡があり，観察する部位や目的に合わせて使い分けます．

直視型

- レンズがスコープの長軸方向についており，観察，処置の両方に使用されます．一般的な形態です．

側視型

- レンズがスコープの側面についており，胃壁や十二指腸乳頭などを正面視することができます．ERCP，ESTなどの際に使用します．

斜視型

- レンズが斜め方向を向いています．超音波内視鏡などに用いられます．

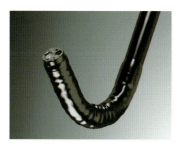
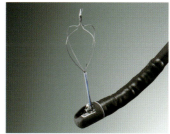
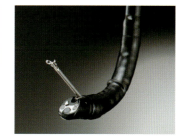

（このページの画像提供：オリンパス）

❖ 消化器内視鏡の基礎知識

内視鏡の太さ，長さ，使用する部位による違い

Point!
- 内視鏡は観察する部位や挿入する部位によって太さや長さが異なります．それぞれの目的に合わせて適切な内視鏡を使用します．

内視鏡の太さの比較 ※いちばん左の鉛筆は比較のため

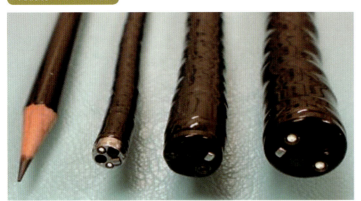

経鼻内視鏡　　上部消化管内視鏡　　下部消化管内視鏡

◎**上部消化管内視鏡**（→ p.50）
- 上部消化管内視鏡は，食道や胃，十二指腸をおもな対象とします．
- 経口で使用する内視鏡と，経鼻で使用する内視鏡があります．経鼻内視鏡は径が5～6mm程度のため，嘔吐反射が少なく，スクリーニングの内視鏡検査で多用されるようになっています．

◎**下部消化管内視鏡**（→ p.60）
- 基本的に直視型です．
- 上部消化管内視鏡と構造上の違いはありませんが，大腸を対象とするためスコープの全長が長いものもあります（通常は133cmですが，やや長めの168cmのロングスコープもあります）．

◎**ERCP用内視鏡**（→ p.74）
- 基本的に側視鏡です．
- 経口で挿入し，十二指腸乳頭部まで挿入して胆管や肝管，膵管などの検査で使われます．

◎**小腸内視鏡**（→ p.79）
- 小腸を観察するために開発された内視鏡です．
- スコープと外筒の先端にバルーンが付いており，小腸を手繰り寄せて短縮させながら挿入します．

内視鏡の長さの違い

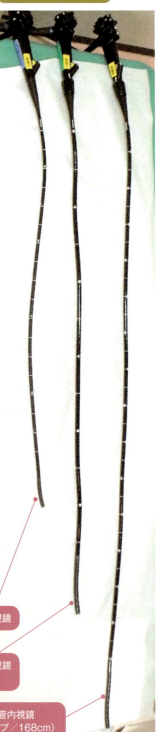

上部消化管内視鏡

下部消化管内視鏡
（133cm）

下部消化管内視鏡
（ロングスコープ／168cm）

消化器内視鏡の基礎知識

先端部の機能の違いによる分類

Point!
- 内視鏡には，目的に合わせて特殊な構造や機能をもつものがあります．

処置用内視鏡

- 内視鏡処置（ESDなど）に特化した内視鏡です．送水機能（ウォータージェット機能）がついているものが多く，鉗子径が大きいのが特徴です．
- マルチベンディング機能をもつスコープでは，通常の内視鏡では近寄りにくい部位での処置が容易になります．

送水機能つき内視鏡

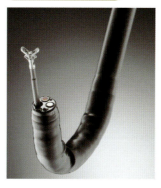

マルチベンディング機能のある処置用内視鏡

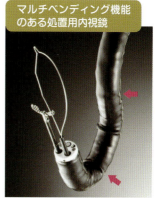

（画像提供：オリンパス）

拡大内視鏡

- 拡大機能をもった内視鏡です．モニター上で通常の内視鏡の約100倍程度の高解像度拡大画像を見ることができます．
- 病変の表面構造の詳細観察のために使用します．

通常の画像

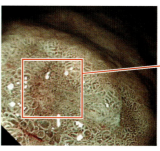

拡大画像

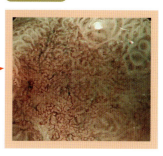

微細な血管や表面画像を観察することができます．

超音波内視鏡

- 内視鏡スコープ先端部に，プローブとよばれる超音波装置を装着した内視鏡．
- プローブの形状の違いによって，プローブ型，ラジアル型，リニア・コンベックス型などがあります．

細径超音波プローブ

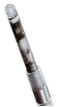

内視鏡の鉗子チャンネルから挿入して使用します．消化管を観察するタイプと胆管・膵管を観察するタイプがあります．

ラジアル型

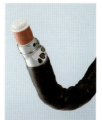

円状に360°の観察が可能です．

リニア・コンベックス型

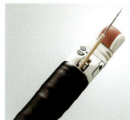

超音波信号は一方向に直行する．EUS-FNAなどに使用されます（→p.72）．

（画像提供：オリンパス）

はじめての消化器内視鏡看護 15

❖ 消化器内視鏡の基礎知識

内視鏡周辺機器と各種処置具

内視鏡検査・処置を行うには，内視鏡本体・スコープだけでなく，さまざまな機器を使用します．それぞれの機器の特性を理解しましょう．

高周波発生装置

Point!
- 高周波発生装置は，人体に高周波電流を流して組織の切除や焼灼，出血に対する止血処置を行うことができます．ポリープや早期がんの切除，止血などができます．

高周波発生装置＋アルゴンプラズマ凝固装置

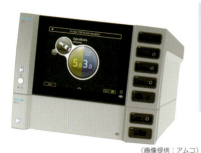

- 高周波発生装置で行える処置には，電極を組織に接触させる高周波（凝固・切開）法と，電極を組織に接触させないアルゴンプラズマ凝固止血法（APC法／高周波凝固焼灼法）があります．
- 高周波発生装置に処置具や対極板を接続して使用します．

（画像提供：アムコ）

高周波（凝固・切開）法

> **MEMO　モノポーラとバイポーラの使い分け**
> - 高周波法には電流の流れる経路によってモノポーラとバイポーラの2つの方式があります．
> - 種類が多彩なので，基本的にはモノポーラの処置具を使用しています．
> - しかし，壁の薄い臓器（食道や大腸など）で使用する場合や，体内機器（ペースメーカーや植え込み型除細動器など）がある場合はバイポーラ処置具を使用しています．

これも覚えておこう！　対極板を貼る位置

- モノポーラのデバイスを使用する際，対極板を患者の身体表面に貼ります．できる限り術野に近い場所で，平坦な筋肉質の部位が望ましいです．

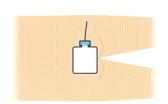

16　はじめての消化器内視鏡看護

消化器内視鏡の基礎知識

	モノポーラ	バイポーラ
電流が流れる経路	●電極（処置具）から治療部位を通って体内に電流が流れ，対極板を通って高周波発生装置に戻ります． 高周波発生装置 電極（処置具）	●電流の流れる経路が治療部位に集中します． 高周波発生装置 電極（処置具）
両者の比較	●通電時間が長いと穿孔が生じるリスクがあります． ●対極板が必要です． ●デバイスの種類が多彩です． ●体内機器（ペースメーカーや植え込み型除細動器など）がある場合は設定を変更する必要があります．	●深部への熱の伝わりが少ないです． ●ゆっくりと時間をかけた通電が必要です． ●対極板が不要です． ●デバイスの種類が少ないです． ●体内機器（ペースメーカー・植え込み型除細動器）がある場合でも使用可能です．

アルゴンプラズマ凝固止血法（APC法／高周波凝固焼灼法）

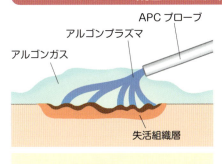

● アルゴンプラズマビームを用いて，電極を組織に直接接触させずに組織表面の止血・凝固を行います．

APCプローブ（全体像）　　APCプローブ（先端）

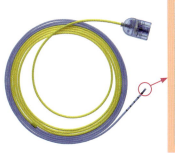
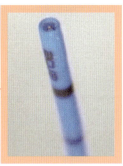

◎アルゴンプラズマ凝固システムの原理

● イオン化されたアルゴンガス（プラズマ）の中を高周波電流が非接触的に組織に流れていきます．
● 導性の高いアルゴンガス中の放電は，電流密度が低く均一であるため，組織を浅く，均一に凝固することができます．

（画像提供：アムコ）

はじめての消化器内視鏡看護　17

❖ 消化器内視鏡の基礎知識

各種鉗子

生検鉗子 Point!

- 病理組織を採取するための鉗子で，いろいろな大きさや形状があります．
- 操作部のスライダーを押し引きすると，先端の鉗子部分が開閉し，組織を採取します（→ p.69）．

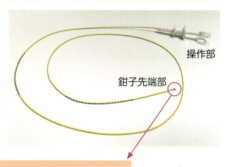

標準鉗子	ワニ口鉗子	針付き鉗子
採取の際の切れがよく，多くの組織を回収できます．	硬い組織に対しても強い把持力を発揮します．	中央の針により粘膜の滑りを防止します．

（画像提供：オリンパス）

把持鉗子 Point!

- 消化管内の検体回収や異物除去などで使用します．ワニ口鉗子のようにギザギザしたものなど，さまざまな形態のものがあります．

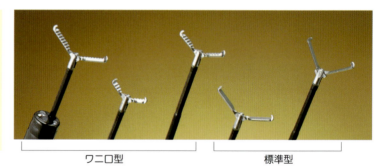

ワニ口型　　標準型

（画像提供：オリンパス）

> **重要！**
> ◎処置具によっては鉗子口を通らないものもあるため，内視鏡の鉗子口のサイズを確認すること！

各種処置に関連する処置具はそれぞれの章を参照してください．

消化器内視鏡の基礎知識

三脚鉗子・五脚鉗子，ネット鉗子など

- 把持鉗子と同様に消化管内の検体回収や異物除去などで使用します．

三脚鉗子
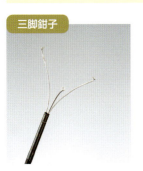

五脚鉗子
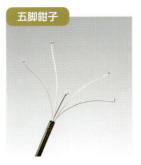

ネット鉗子
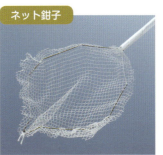

（画像提供：オリンパス）

止血鉗子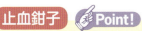

- 消化管出血部位に対して，高周波装置を用いて通電し，熱凝固することで止血します．
- 出血点を止血鉗子で把持し，通電します．

止血鉗子
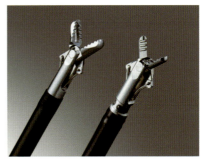

（画像提供：オリンパス）

クリップ鉗子とクリップ

- 止血処置や病変部のマーキングに使用します．クリップをクリップ鉗子の先端に装着して使用します．
- クリップは各種サイズがあるので使い分けます．
- クリップには出血部を把持して止血する鉗子が内応されています．

クリップ鉗子とクリップ
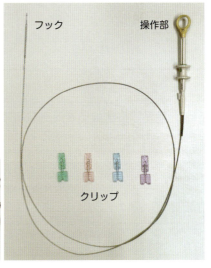

フック　　　操作部
クリップ

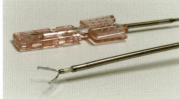

はじめての消化器内視鏡看護　19

❖ 消化器内視鏡の基礎知識

消化器を使った診断法

消化器内視鏡検査にはいくつかの種類があります．ここではそのなかで「画像強調観察法」と「生検法」について説明します．

 消化器内視鏡検査の観察法の分類

◎消化管病変の認識・病変範囲・深達度を評価するには，さまざまな観察法を状況に応じて使い分けます．

丹羽寛文，田尻久雄．内視鏡観察法に関する新たな分類の提唱．臨牀消化器内科．23（1），2008，137-41．より許諾を得て改変

```
内視鏡の検査
├ 観察法
│   ├ 通常観察（白色光）
│   ├ 画像強調観察
│   │   ├ 色素法
│   │   │   ├ コントラスト法 ── インジゴカルミン（p.21）
│   │   │   ├ 染色法 ── トルイジンブルー／メチレンブルー
│   │   │   └ 色素反応法 ── クリスタルバイオレット（p.21）／ルゴール（p.22）
│   │   └ 光デジタル法（p.23）
│   │       ├ 狭帯域光法 ── NBI，BLI，LCI
│   │       └ デジタル法
│   │           ├ 蛍光法 ── AFI
│   │           └ 赤外線法
│   ├ 拡大内視鏡観察
│   ├ 顕微内視鏡観察
│   └ 断層イメージング
│       ├ 超音波内視鏡（p.72）
│       └ OCT（optical coherence tomography）
└ 生検法（→p.25，69）
```

 おもな色素法

◎消化管粘膜に直接色素液を散布することで，病変の詳細な診断を行います．

色素法の種類と特徴

おもな色素法	特徴	おもな色素液
コントラスト法	●病変の表面の凹凸を強調する	●インジゴカルミン
染色法	●色素液の浸潤や吸収による粘膜の染色を観察する	●トルイジンブルー ●メチレンブルー
色素反応法	●色素液による反応を観察する	●クリスタルバイオレット ●ルゴール

注意！
◎色素散布の際は，色素が周囲に飛び散らないように注意しましょう！

消化器内視鏡の基礎知識

インジゴカルミン 👉Point!

- 色／対象部位：青色／胃，十二指腸，小腸，大腸
- 色素液が粘膜に吸収されないため凹凸部分に色素液がたまり，粘膜表面の微細な凹凸を強調することができます．
- おもに胃がんに対する病変範囲や深達度診断に用いられます．

散布前（通常光画像）

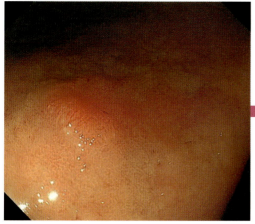

通常光では発赤する病変として認識されます．

散布後

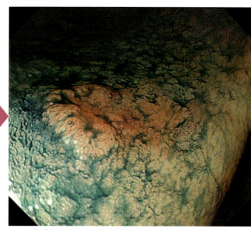

インジゴカルミンを散布すると病変の境界が明瞭になります．

クリスタルバイオレット 👉Point!

- 色／対象部位：青色／胃，十二指腸，小腸，大腸
- 色素を細胞の核に反応させることで粘膜上皮の構造を強調することができます．
- 表面の構造のパターン（ピットパターン〔→次ページ〕）によって病変の良悪性の鑑別，深達度診断を行います．

散布前（通常光画像）

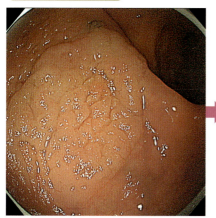

通常光では，やや褪色調の表面平滑な平坦隆起性病変として認識できます．

散布後

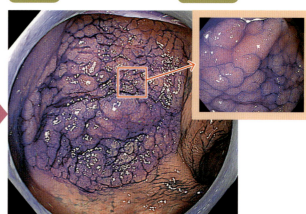

クリスタルバイオレット染色下の拡大観察では，全体がⅢ L pit を呈しているのがわかります．

はじめての消化器内視鏡看護 21

◆ 消化器内視鏡の基礎知識

ルゴール（ヨード） Point!

- 色／対象部位：赤褐色／食道
- 正常食道上皮のグリコーゲンと反応して黒褐色に反応しますが，病変部は変色しません（不染域）．
- おもに食道がんの存在診断・範囲診断に用いられます．

散布前（通常光画像）

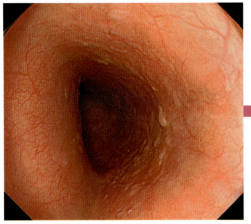

通常光では，病変は軽度発赤する病変として認識できます．

散布後

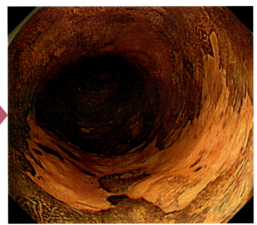

ヨード染色では，病変はヨードに染まらない不染域として認識できます．

豆知識 染色液にはこんな注意点もあります！

◎インジゴカルミンの場合
- インジゴカルミンを散布した場合，検査後に尿が青色に着色することがあるので，そのことを患者さんに説明しておきましょう．

◎ルゴールの場合
- ルゴールは刺激性が強いので，散布後に胸痛を訴える患者さんもおられます．事前に「胸がしみると思いますが，驚かないでください」と説明しておきましょう．
- 検査後はチオ硫酸ナトリウム液（デトキソール）でルゴールを洗い流しましょう．

MEMO ピットパターンとは （→前ページ）

- 大腸腫瘍に対してクリスタルバイオレットを散布すると，腫瘍の表面に模様が描出されます．これがピットパターンです．ピットパターンの種類によって腫瘍・非腫瘍の鑑別，腫瘍の深達度診断を行うことができます．

消化器内視鏡の基礎知識

おもな光デジタル法

◎光デジタル法とは可視光以外の光を内視鏡に応用した検査法のことをいいます．

NBI：narrow band imaging（狭帯域光観察内視鏡）

- 特殊なフィルターに通常光を通すことで特定の波長の光をつくり，粘膜表面の微細構造や微細血管を強調することができます．

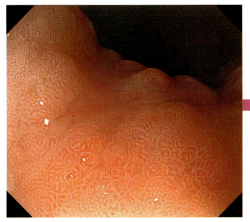

通常光では，病変は軽度発赤する陥凹性病変として認識できます．

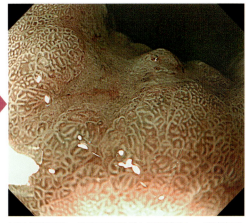

NBI観察では，病変の境界がより明瞭化し，病変部の微細表面パターンおよび微小血管パターンが不整であることが認識できます．

BLI：blue laser imaging（狭帯域レーザー観察内視鏡）

- 波長の異なるレーザー光を用いた狭帯域観察法で，粘膜表面の微細構造や微細血管を明瞭に認識できます．

〈画像提供〉
大阪国際がんセンター消化管内科
石原 立先生

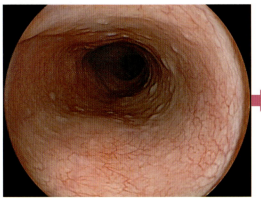

通常光では，病変は軽度発赤する部位として認識できます．

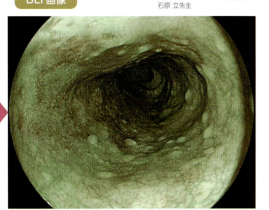

BLI画像では，病変はbrownish area（褐色領域）として認識できます．

❖ 消化器内視鏡の基礎知識

LCI：linked color imaging（特殊光色彩強調機能内視鏡）

- 赤色領域の彩度差・色相差を拡張する画像処理を行い，わずかな色の違いを強調する光デジタル法です．

通常光画像

LCI画像

〈画像提供〉
大阪国際がんセンター消化管内科
石原 立先生

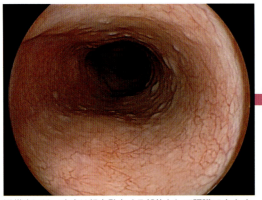 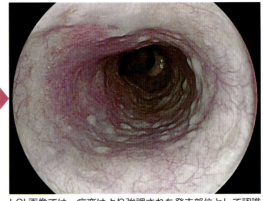

通常光では，病変は軽度発赤する部位として認識できます．

LCI画像では，病変はより強調された発赤部位として認識できます．

AFI：auto-fluorescence imaging（自家蛍光観察内視鏡）

- 青色励起光とよばれる光線を照射した際の自家蛍光をとらえて画像化するシステムで，病変の認識が可能となります．励起光とは，蛍光体などの物質に外部からエネルギーを与えることで，原子や分子などをよりエネルギーの高い状態にする光の総称です．

通常光画像

AFI画像

〈画像提供〉
大阪国際がんセンター消化管内科
石原 立先生

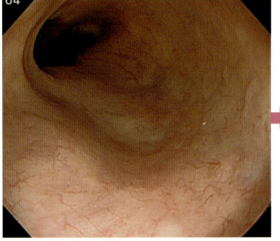 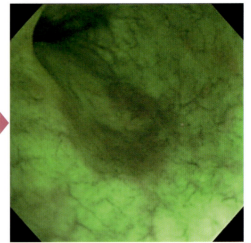

通常光では，病変は軽度発赤する部位として認識できます．

AFI画像では，病変は濃い緑色の部位として認識できます．

生検法 (→ p.69)

◎生検法とは，病変部位から生検鉗子を使って，直接，検体を採取する診断法です．

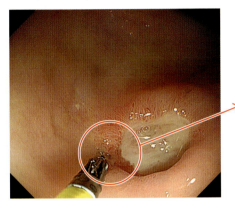
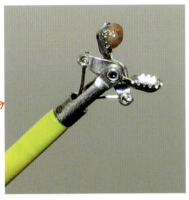

● 胃前庭部に認めた潰瘍の辺縁から生検をしています．

検体の取り扱い方の基本

◎遺伝子解析や腫瘍細胞表面マーカー（特殊染色など）の検索で良好な結果を得るためには，良好なホルマリン固定が必要不可欠です．

❶検体は乾燥させない
- あらかじめホルマリン容器のふたをゆるめておき，採取後はすみやかにホルマリン容器に入れます．

❷生理食塩水での保存は最小限に
- EMRやESD後に病理標本作成がすぐにできない場合などに，生理食塩水に浸したガーゼなどで包んで一時的に冷蔵庫などで保存することがありますが，その時間は最小限（30分程度）にします．
- 生理食塩水は組織固定や保存には適していません．

❸検体は優しく取り出す
- 生検カップから取り出すときなど，組織をつぶさないよう優しく扱います．

これも覚えておこう！　膵液細胞診・胆汁細胞診での検体の取り扱い方

- 膵液や胆汁は消化酵素によって急速に細胞を崩壊させます．この酵素の働きを弱めるため，膵液を入れたスピッツを速やかに氷水に入れます．
- 氷だけを入れたコップに膵液や胆汁入りのスピッツを挿してもなかなか冷えないので，必ず氷水を用意します．

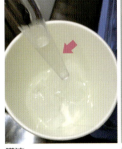
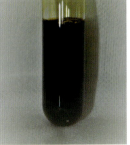

膵液　　　　胆汁

❖ 消化器内視鏡の基礎知識

MEMO　ピロリ菌（*Helicobacter pylori*）の検査

- ヘリコバクター・ピロリ（以下，ピロリ菌）とは，胃の粘液層などに生息するグラム陰性桿菌です．ピロリ菌が産生するウレアーゼという酵素が胃内の尿素と反応してアンモニアが産生されます．アンモニアで強力な胃酸を中和して自分の周りにアルカリ性の環境を作り出すことで，ピロリ菌は胃の中に存在しています．
- ピロリ菌が産生するアンモニアによって胃粘膜が傷つけられ，胃炎や胃潰瘍，十二指腸潰瘍などを引き起こす原因になります．WHOの外部組織であるIARC（国際がん研究機関）が，ピロリ菌が胃がんの原因の一つという報告を行っています（1994年）．

内視鏡を使ったピロリ菌の検査

◎迅速ウレアーゼ試験
- ピロリ菌のウレアーゼ活性を測定します．
- 胃幽門前庭部と胃体上部の2か所から採取します．検体に血液が多く付着している場合は，検査結果に影響するため，血液を軽くぬぐいます．

◎培養法
- 生検鉗子を閉じたまま，保存輸送用培地の容器の底から1cmくらいまで挿入します．そこで生検鉗子を開き，その状態のまま引き抜き，検体が容器のラインより下にあることを確認します．
- 冷暗所（冷蔵庫）に保存します．

◎組織鏡検法
- 病理検査で診断します．組織はホルマリンで固定すると室温でも安定します．

培養法

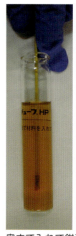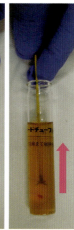

奥まで入れて鉗子を開いてすばやく2～3cm抜く．組織が離れなければ数回繰り返す．

内視鏡を使わないピロリ菌の検査

- 尿素呼気試験，抗体測定（血中・尿中），便中抗原測定があります．

消化器内視鏡の基礎知識

内視鏡を使った特殊な検査

赤痢アメーバの検査

- 赤痢アメーバとは嫌気性の病原体で，腹痛や下痢，粘血便などの赤痢症状を示す大腸炎や高熱などをひき起こします．

Point!

- あらかじめ生理食塩水を37℃程度に温め，滅菌試験管に1cm程度入れておきます．感染を疑う白苔部から生検採取し，滅菌試験管の生理食塩水のなかで開いた鉗子を振って検体を外します．
- すぐに検体を提出し，鏡研を行います．

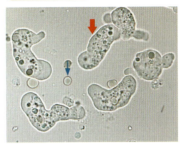

赤痢アメーバ

活動性の赤痢アメーバ（↓）．青矢印（↓）先の丸は赤血球．

サイトメガロウイルス（CMV）の検査

- サイトメガロウイルス（CMV）は最も頻度の高い先天性ウイルス感染症です．成人の60～90％に感染歴があるといわれていますが，感染していても症状が出ないことも多く，重症度には大きな幅があります．

Point!

- 少なくても5か所から生検組織を採取し，滅菌試験管に入れてすみやかに提出します．外注先保存は冷凍しています．
- 検体を鉗子のカップから取り出すとき，つまようじなどを使うと検体が汚染される可能性があるので，非接触的に採取します．

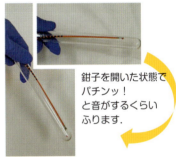

CMV検査時の検体の取り出し方

鉗子を開いた状態でパチンッ！と音がするくらいふります．

直接，生検鉗子を滅菌試験管内に入れて鉗子を開き，試験管ごと振り，生検組織を落とします．

培養検査

 その①　便培地検査

- 下痢や下血があり，腸管感染症が疑われる場合に行います．冷蔵庫で保存します．
    ① 把持鉗子や生検鉗子で便をつまむ．
    ② ポリープトラップなどを横向きにして便汁を採取する．
    ③ カテーテルを用いて5ccのシリンジで吸引する．

 その②　胃液培地検査

- 結核を疑う場合に行うことが多いです．冷蔵庫で保存します．喀痰検査よりも感度がよいのが特徴です．
    ① ポリープトラップなどを横向きにして採取します．
    ② 鉗子口からカテーテルを用いて5ccのシリンジで吸引採取します．散布チューブの先端を切ったものを使うと採取しやすくなります．
    ③ ランニングチューブ（吸引用チューブ）法では，長めのランニングチューブを準備して吸引し，途中で吸引をオフにします．ランニングチューブ内の胃液を滅菌試験管に採取します．

はじめての消化器内視鏡看護 | 27

MEMO

第2章
消化器内視鏡看護の基礎知識

◆ 消化器内視鏡看護の基礎知識

処置前の準備と患者さんへの説明

術前に行う患者さんへのかかわりは，患者さん自身が自分の受ける検査や治療の内容を正しく理解するための重要なステップです．

インフォームドコンセントとは

◎インフォームドコンセントとは，情報を共有し，合意するプロセスのことです[1)]．

Point!

- インフォームドコンセントとは，患者・家族にとっては病状や治療，合併症について自分たちが十分に理解しているかどうか，医療従事者にとっては自分たちが行った説明を患者・家族がどのように受け止めており，どのような医療を選択するのかなどについて，関係者が互いに情報共有し，皆で合意するプロセスのことをいいます．
- 内視鏡検査（治療）の際には，穿孔，出血，抗凝固薬中止に伴う塞栓症（→ p.34）といった合併症について，患者・家族が十分に理解したうえで意思決定できるよう，支援していく必要があります．
- 説明を受けたうえで治療を拒否することもインフォームドコンセントに含まれます．

看護師の役割

1. 患者が，自分の受ける医療について十分に理解したうえで選択し決定できるように，十分な情報を伝えること
2. 患者・家族の権利を尊重するための擁護者となり，その思いを代弁すること
3. 患者と医療者の双方が納得した意思決定になるようにサポートすること

説明・同意書の例

クリニカルパス（クリティカルパス）

◎クリニカルパスは医療の介入内容を一元化し，患者さんも含めた全職種が共有する診療計画書です．

Point!

- クリニカルパスには，それぞれの疾患，検査，治療方法に合わせたものがあります．
- 医療サービスの提供には多職種の連携が不可欠であり，質を維持しながら効率的なサービスを行うためには，治療や看護の標準化・最適化が欠かせません．
- 看護師は専門性を発揮し，お互いの職務を尊重して，それぞれの職能を十分に果たせるよう調整を図り，チーム医療の機能を最大限に発揮できるよう努力する必要があります．

クリニカルパスの例

入院診療計画書〈病院保存用〉
（セデーション下上部消化管内視鏡検査を受けられる方へ）

患者ID	主治医	印	病名
患者氏名 様	担当看護師		症状
病室（ ）病棟（ ）号室	担当栄養士		
診断群分類 060020		作成日	

経過	入院・検査前	検査前	検査後	退院日
月日				
達成目標	不安なく入院生活が送れる		合併症がない／検査後の身体状態が理解できる	退院後の生活が理解できる
治療・処置	特にございません	治療前より点滴を行います	覚醒後点滴を抜きます／今まで服用していた薬を再開してください	特にございません
手術・検査	特にございません		内視鏡検査を行います	特にございません
活動・安静度	制限はありません	・内視鏡室までストレッチャーで行きます（歩ける方は歩いて内視鏡室まで行きます）	・検査後はストレッチャーで病室に戻します　ただし，麻酔薬を使用しなければ歩いて病室に戻ります／・検査後は覚醒するまでベットで安静にしてください／・初めての歩行は看護師が付き添いなしでは歩くことができません／※ナースコールでお知らせください	制限はありません
リハビリ	特にございません			
食事・栄養管理	・特別な栄養管理の必要性（　）　朝から絶食です／・8時まで飲水できます（水のみ）	・継続的に管理します	・水分は治療終了1時間後から可能ですが，麻酔がしっかりと覚めるまで飲むことが出来ません／・看護師が開始時期をお伝えしますので，それまでお待ちください／・昼食から食事再開です	
清潔	入浴可です		麻酔覚醒後は制限ありません	
排泄	特にございません	治療前にトイレをすましてください	特にございません	
・患者様及びご家族への説明・指導／・退院後の治療計画及び療養上の留意点	・看護師が入院中の生活について説明します／・腹痛，吐き気，嘔吐，お腹がはる症状のある場合は医師または看護師にお知らせください	特にございません	・治療中，薬剤を使用した場合，薬剤の影響により，転倒する危険性がありますので，第一歩行時は必ず看護師を呼んでください	・10時退院です（状況により午後の場合もあります）／・退院後，下血・腹痛又は嘔気が持続した際は，受診してください／・セーフティボックスの鍵，体温計をお返しください
その他（看護計画 他）	同意書を持参されている場合は看護師に渡してください／他院・外来から処方されている薬をお知らせください（薬剤が確認いたします）	特にございません		

注1）病名等は，現時点で考えられるものであり，今後検査等を進めていくにしたがって変わり得るものです．
注2）入院期間については，現時点で予想されるものです．

患者様同意サイン

消化器内科-EGD・EUS

大阪労災病院 ●●●●●●●●●●●●●

◎クリニカルパス以外にもパンフレット（検査説明書）などを作成し，検査の目的や注意事項について，患者さんが納得するまでわかりやすく説明することで，患者さんの不安を和らげましょう．

◆ 消化器内視鏡看護の基礎知識

検査・治療が決まったときの看護

内視鏡での検査や治療は，手術のような侵襲こそありませんが，患者さんにとって決して楽な処置ではありません．処置後の偶発症を予防するためにも，説明や確認作業を通して，患者さんを理解しておくことが大切です．

既往症の確認

その❶

◎心臓の病気（不整脈・心筋梗塞・狭心症），緑内障（眼圧が高い），前立腺肥大の既往をチェック！

とくに注意！

- ブスコパンには抗コリン作用があり，心疾患や緑内障，前立腺肥大のある患者への使用は禁忌です！交感神経が刺激されると，心拍数や眼圧の上昇，尿閉をきたす危険性があります．
- 鎮痙薬（ブスコパンなど）は検査（治療）時に胃や十二指腸，大腸が蠕動していると十分に観察できないために使用します．

用語解説

抗コリン作用

- ブスコパンなどの抗コリン薬は，副交感神経を亢進させるアセチルコリンの働きを抑えます．これを抗コリン作用といいます．副交感神経が抑制されると消化管の運動が抑制されます．

その❷

◎糖尿病の既往をチェック！

- ブスコパンが使用できない患者へは別の薬剤としてグルカゴンなどを使用しますが，糖尿病患者にグルカゴンを使用する場合は，高血糖になる可能性があるため注意が必要です．

その❸

◎COPDや肺気腫の有無をチェック！

- 内視鏡検査では，消化管を膨らませるために炭酸ガス（CO_2）を使用することがあります．慢性閉塞性肺疾患（COPD）や肺気腫の患者ではCO_2が滞留する危険性があるので，CO_2を空気に切り替えます．

その❹

◎心臓へのペースメーカー挿入の有無をチェック！

- 内視鏡検査中に高周波電流を使用することがあり，ペースメーカーの作動に影響を及ぼすことがあります．
- ペースメーカー挿入中の患者には，検査当日に必ずペースメーカー手帳を持参してもらいます．

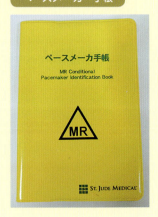

ペースメーカー手帳

消化器内視鏡看護の基礎知識

常用薬の確認

その❶ ◎抗血栓薬の服薬の有無（→次ページ）
- 組織採取や切除がある場合は、出血のリスクを抑えるために事前に休薬することがあります。ワルファリンを内服している場合は、休薬指示は薬の種類、検査・治療の侵襲の程度によって異なるため、必ず医師の指示を確認します。
- 抗凝固薬を内服している場合は、プロトロンビン時間（PT-INR）をチェックします。またヘパリンへ置換が必要な場合は入院して検査・治療を行います。
- 抗血栓薬の休薬に関しては日本消化器内視鏡学会のガイドラインで定められています。

用語解説

ヘパリン置換と近年の傾向
- ワルファリンの内服を中止し、半減期の短いヘパリンの点滴に切り替えること。休薬期間を短くし、血栓症・塞栓症の発生リスクを低下させるのが目的ですが、近年は出血リスクも明らかになってきています。処方医と相談のうえ、決定します。

その❷ ◎糖尿病薬の服薬の有無
- 検査当日は絶食のため、糖尿病薬の内服やインスリンは使用しません。

その❸ そのほかの内服薬は、通常どおり服薬

薬剤アレルギーの確認

その❶ ◎キシロカイン
- 咽頭麻酔の際にキシロカインを使用しますが、アナフィラキシーショックを起こす危険性があります。

用語解説

キシロカインショック
- キシロカインの薬剤に対するアレルギー反応。咽頭部の掻痒感から全身に発疹や痒み、気分不良、嘔吐、低血圧や呼吸困難が出現し、ショック状態となります。

その❷ ◎ヨード（→ p.22）
- 検査の際、消化管にヨード色素を散布して、染色の濃淡で病変を見つけやすくしますが、ヨードによってアレルギー症状を生じることがあります。おもな症状としては、全身熱感や悪心、じんましんなどです。

その❸ ◎アルコール
- 血管確保の消毒時に使用します。アレルギー症状には皮膚の発赤・かぶれなどがあります。アルコール消毒禁止の患者には、別の消毒薬（当院ではヘキシジン）を使用します。

はじめての消化器内視鏡看護 33

◆ 消化器内視鏡看護の基礎知識

MEMO　抗血栓療法への対応

●抗血栓療法とは血栓・塞栓症の発症を抑制する治療のことです．抗血栓症療法を行っている患者に内視鏡検査・治療を行うときには，注意が必要です．

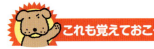

抗血栓薬休薬のリスク

- アスピリンを中止すると心血管イベントや脳梗塞が，約3倍に増加するとされています．
- ワルファリン休薬100回につき1回の割合で，血栓・塞栓症が発症するとされています．

「抗血栓薬服用者に対する消化器内視鏡診療ガイドライン」[2]（2012年）

- このガイドラインが発表されてから，消化管出血リスクよりも休薬に伴う血栓・塞栓症発症のリスクに重点が置かれるようになりました．
- 長年，抗凝固薬はワルファリンのみでしたが，本ガイドライン発表後に多くの直接経口抗凝固薬（direct oral anticoagulants：DOAC）が発売されました．
- 以前はヘパリン置換が推奨されていましたが，次第にヘパリン置換の出血リスクが明らかとなってきたため，2017年に「直接経口抗凝固薬（DOAC）を含めた抗凝固薬に関する追補2017」[3] が補足されました．
- 本ガイドラインでは「消化器内視鏡検査・治療において，抗血小板薬，抗凝固薬のいずれかを休薬する可能性がある場合には，事前に処方医と相談し休薬の可否を検討する」と定められており，原則として患者本人に検査・治療を行うことの必要性・利益と出血などの不利益を説明し，明確な同意の下に消化器内視鏡を行うことを徹底しています．

消化器内視鏡検査・治療の出血の危険度分類

低	通常消化器内視鏡	上部消化管内視鏡（経鼻内視鏡を含む）／下部消化器内視鏡／超音波内視鏡／カプセル内視鏡／内視鏡的逆行性膵胆管造影
	内視鏡的粘膜生検	（超音波内視鏡下穿刺吸引術を除く）
	出血低危険度の消化器内視鏡	バルーン内視鏡／マーキング（クリップ，高周波，点墨など）／消化管・膵管・胆管ステント留置法（事前の切開手技を伴わない）／内視鏡的乳頭バルーン拡張術
高	出血高危険度の消化器内視鏡	内視鏡的粘膜切除術／内視鏡的粘膜下層剥離術／内視鏡的乳頭括約筋切開術／内視鏡的十二指腸乳頭切除術／超音波内視鏡下穿刺吸引術／経皮内視鏡的胃瘻造設術／内視鏡的食道・胃静脈瘤治療／内視鏡的消化管拡張術／内視鏡的粘膜焼灼術／その他

ガイドラインでは危険度分類ごとに対応策が示されています

- 抗血栓薬休薬後の服薬開始は，内視鏡的に止血が確認できた時点からとします．
- 再開時に使用する抗血栓薬は，それまでに投与していたものと同じ薬剤とします．再開後に出血することもあるので，出血に対する対応は継続します．

2) 藤本一眞ほか．抗血栓薬服用者に対する消化器内視鏡診療ガイドライン．日本消化器内視鏡学会雑誌．54 (7)，2012，2075-102．
3) 加藤元嗣ほか．抗血栓薬服用者に対する消化器内視鏡診療ガイドライン：直接経口抗凝固薬（DOAC）を含めた抗凝固薬に関する追補2017．日本消化器内視鏡学会雑誌．59 (7)，2017，1549-58．

消化器内視鏡看護の基礎知識 ❖

第2章

抗凝固薬・抗血小板薬の名称と効果 （→ p.128,129）

抗凝固薬	効果	一般名	先発品名	後発品名	血中濃度ピーク期
	凝固の動きを抑制して, 血液が固まりにくくする	ワルファリンカリウム	ワーファリン ワルファリンK	ワルファリンK	2〜8時間（48時間で効果最大. 2〜5日間持続）
	〈DOAC〉 ワルファリンの弱点であった薬効の個人差, 食物や併用薬との相互作用が少なく, 安定した効果を発揮する	ダビガトランエテキシラートメタンスルホン酸塩	プラザキサ	——	1.5〜3時間
		リバーロキサバン	イグザレルト	——	2〜4時間
		アピキサバン	エリキュース	——	1〜3時間
		エドキサバントシル酸塩水和物	リクシアナ	——	1〜2時間

抗血小板薬	効果	一般名	先発品名	後発品名
	血小板の動きを抑制して, 血液を固まりにくくする	アスピリン	——	バイアスピリン, ゼンアスピリン, アスピリン, アスピリン腸溶錠
		アスピリン・ダイアルミネート	——	アスファネート, ニトギス, バッサミン, バファリン, ファモター
		チクロピジン塩酸塩	パナルジン	チクロピジン塩酸塩, マイトジン
		クロピドグレル硫酸塩	プラビックス	クロピドグレル
		シロスタゾール	プレタール	コートリズム, シロシナミン, シロスタゾール, プレトモール, ホルダゾール
		イコサペント酸エチル	エパデール エパデールS	イコサペント酸エチル, エパキャップ, エパラ, エパロース, シスレコン, ナサチーム, メルブラール, ソルミラン
		サルポグレラート塩酸塩	アンプラーグ	サルポグレラート塩酸塩
		ベラプロストナトリウム	ドルナー プロサイリン ケアロードLA ベラサスLA	プロサイリン, ベラプロストナトリウム, ベラプロストNa
		リマプロストアルファデクス	オパルモン プロレナール	リマプロストアルファデクス
		トラピジル	ロコルナール	トラピジル
		ジラゼプ塩酸塩水和物	コメリアンコーワ	ジラゼプ塩酸塩
		ジピリダモール	ペルサンチン ペルサンチンL	ジピリダモール

藤本一眞ほか. 抗血栓薬服用者に対する消化器内視鏡診療ガイドライン. 日本消化器内視鏡学会雑誌. 54（7）, 2012, 6-9. より作成

はじめての消化器内視鏡看護 35

❖ 消化器内視鏡看護の基礎知識

検査・治療当日の看護

看護師は，患者さんが安心，安全，安楽に検査や治療を受けられるように配慮し，介助に入ります．

 内視鏡室の環境づくり

◎内視鏡室の環境を整えるのは内視鏡看護師の役割の一つです．

❶検査（治療）の進行状況を共有できる環境づくり

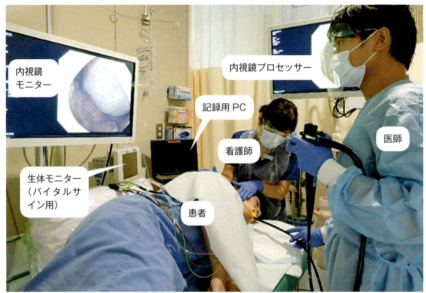

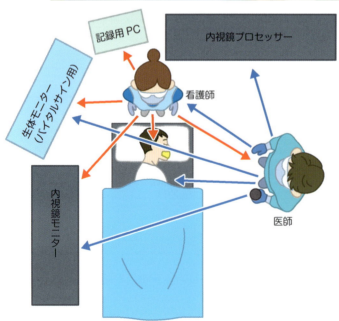

注意！

◎看護師が患者のケアをしながら，全体を見渡せるセッティングが重要！
◎モニターは，医師・看護師から見やすい位置にセッティングしましょう！

消化器内視鏡看護の基礎知識

❷緊急時に対応できる環境づくり

- 救急カートは足りない物品がないよう,毎日チェックします.
- 緊急時は採血や血液ガスの検査をするので,すぐに各種モニター（心電図・血圧・酸素飽和度）や酸素吸入,吸引の準備ができるようにしておきます.

救急カート

酸素吸入セット

❶酸素ボンベ
❷バッグバルブマスク
❸酸素マスク
❹酸素カヌラ

挿管セット

❶挿管チューブ　❷キシロカインゼリー
❸ブレード　❹キシロカインスプレー
❺喉頭鏡ハンドル
❻挿管チューブ固定具　❼スタイレット

末梢ルート確保セット

❶駆血帯　❷補液　❸点滴ルート（緊急時用の20滴ルート）
❹固定用テープ　❺消毒綿　❻インサイト（22G以上）
❼針捨てボックス　❽手袋

吸引セット

❶吸引チューブ（吐血などの場合は太めの吸引チューブを準備しておきます）
❷吸引用ランニングチューブ
❸吸引びん

❸患者がリラックスできる環境づくり　Point!

- 清潔な空間をつくるよう心がけます.
- 薬品や便臭など不快な匂いがないように配慮します（十分な換気,空気清浄機や消臭剤の使用）.
- リラックスできるような音楽をかけるなども,効果のある工夫です.

はじめての消化器内視鏡看護

❖ 消化器内視鏡看護の基礎知識

前処置のときの看護

◎前処置とは内視鏡検査・治療の前に行われる，検査部位を見やすくしたり，検査しやすくするための処置のことです．目的とする臓器や処置によって，前処置の内容は違います（具体的にはそれぞれの項を参照）．

 その❶

◎絶食が必要
- 食事摂取後，胃を通過するのに3〜6時間かかるため，食事と検査の間は最低6時間は空ける必要があります．

上部消化管の検査（治療）の場合
- 前日21時以降の絶食，当日も朝から絶食とし，食道，胃，十二指腸を空っぽにします（→p.50）．

下部消化管の検査（治療）の場合
- 2, 3日前から食事を低残渣食に変更します．前日21時に下剤を内服し絶食，当日も朝から絶食のうえ，経口腸管洗浄液を内服し，小腸，大腸，直腸を空っぽにします（→p.60）．

部位ごとの食物の通過時間

摂取物の経過時間	部位
数秒	口（口腔）／咽頭／食道
3〜6時間	胃
1〜2時間	小腸（十二指腸／空腸／回腸）
24〜72時間	大腸（盲腸／結腸／直腸）
この間は吸収を行わない	肛門

医療情報科学研究所編．"消化管と消化・吸収"．消化器．第4版．東京，メディックメディア，2010，8．（病気がみえる，1）．より作成

 その❷

◎水分摂取の必要性をしっかり伝える
- 検査当日は絶食ですが，飲水は可能です．それでも飲水を我慢する患者さんがおられます．特に高齢者などでは脱水の危険性もあるため，飲水できることについてしっかり伝えましょう．

 その❸

◎食物残渣と検査食
- 上部消化管内視鏡検査・治療では，胃切除後の患者さんなどで，通常の食事制限では検査時に胃内に食べ物が残っている場合があります．これを食物残渣といいます．
- 何度か内視鏡検査を受けている患者さんであれば，過去の内視鏡検査所見などを踏まえ，通常よりも早めに食事を制限することもあります．

これも覚えておこう！ 腸管洗浄剤を飲んでも水分摂取にはなりません！

- 下部消化管内視鏡検査・治療の場合，「腸管洗浄剤（液）を服用するから水分摂取は問題ない」と思っている患者さんもおられますが，腸管洗浄剤（液）は体内に吸収されません．腸管洗浄剤（液）とは別に，水分（牛乳・ジュース以外）をしっかり摂取してもらいましょう．

消化器内視鏡看護の基礎知識

検査・治療当日の確認事項

◎検査・治療当日は，それまでの医師の指示が守られているか，患者さんが検査や治療などを行える状態かどうかを確認します．

◎食事摂取の有無を確認する
- もし摂取していた場合，何を，いつ，どのくらい摂取したのかを確認し，医師に報告します．

- 検査を中止する場合があります．

◎抗血栓薬が指示どおり休薬されているかを確認する
- 指示どおりに休薬できていなかったときは，組織片を切り取る生検や治療ができない場合があります．

- ワルファリンを内服している場合は，生検可能かどうか，事前にプロトロンビン時間（PT-INR）のチェックが必要です．必ず検査結果を確認したうえで生検を行います．

◎義歯の有無や残存歯の状態や，貴金属装着の有無を確認する
- 上部消化管内視鏡検査時などは，義歯の脱落や誤嚥につながる恐れがあるため，外しておきます．
- 残存歯の脱落の危険性があるときは，義歯を装着した状態で検査することも検討し，医師に相談します．
- 眼鏡や指輪，ヘアピン，イヤリングなどを装着していると，高周波電流使用時にやけどの原因になるため，必ず外します．

- 外した義歯や貴重品は，紛失しないように保管・管理し，検査後，患者さんに返却します．

内視鏡室入室後の確認事項

◎内視鏡室入室後は，安全に治療を進めるため最後の確認を行います．

既往歴や常用薬，アレルギーの有無などを最終確認

タイムアウトの実施（→ p.43）
- 患者さんの入室後，検査（治療）を始める前にタイムアウトを実施します．
- 処置などの直前に，医師や看護師など，処置にかかわる全医療者が一斉に手を止め，同意書やカルテ，リストバンドなどで患者氏名，手技名，処置部位などを確認します．

はじめての消化器内視鏡看護 39

❖ 消化器内視鏡看護の基礎知識

 処置中の患者をリラックスさせるかかわり

◎処置の介助とともに，患者さんの苦痛緩和は，内視鏡看護師の大きな役割の一つです．

まず，患者さんに自己紹介します

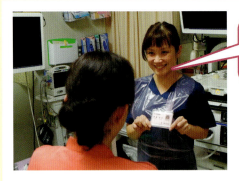

- 検査を担当する看護師の○○です．
- よろしくお願いします．

- マスク，ゴーグルを外して笑顔で患者さんに挨拶をしましょう．
- 名札を見せると，より患者さんにわかりやすいです．

呼気を長くする深呼吸を促したり，患者さんの呼吸に合わせてタッチングを行います

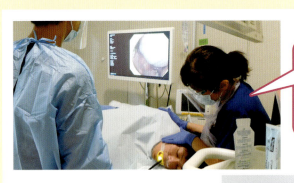

- ゆっくり息をして，リラックスしましょう．
- 鼻から息を吸って，口から「ハー」としっかり吐きましょう．

- 患者さんの呼吸に合わせて，肩から腕にかけてゆっくりとマッサージするようにタッチングします．

 ●看護師が体位変換をするときは，以下のことに注意します．
- ☐ ルートがからまっていないか？
- ☐ 禁止肢位ではないか（人工股関節手術後など）？

40　はじめての消化器内視鏡看護

消化器内視鏡看護の基礎知識

患者の様子を見ながら声をかけ，患者の不安解消に努めます Point!

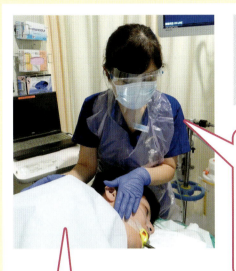

- 検査中の注意点や流れを，検査の進行状況に応じて説明します．
- 楽に検査を受けるコツを患者さんに伝えます．

- 唾液は飲み込まずに，外に出してくださいね．
- 喉の力を抜きましょう．
- 検査中，喉に違和感があるかもしれませんが，だんだん慣れてきますよ．
- 目を閉じると喉に力が入りやすくなるので，ボーッと遠くを見るようにしましょう．

- 検査中に声を出すと喉を痛めるので，声は出さないでくださいね．
- （胃の観察時）胃に空気が入るので，お腹がはって少ししんどくなりますが，できるだけゲップを我慢すると検査がスムーズに終わりますよ．

必要時，口腔内吸引をします Point!

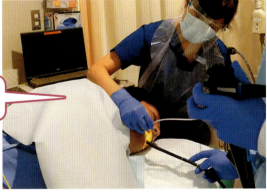

- 口にたまったものを，チューブで取りますね．

第2章

はじめての消化器内視鏡看護 | 41

◆ 消化器内視鏡看護の基礎知識

検査直後の看護

◎内視鏡検査は苦痛を伴う検査です．検査中のがんばりに対して，患者にねぎらいの声かけを行いましょう．

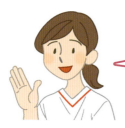

- お疲れ様でした．がんばっていただきました．
- 検査，スムーズに終えることができましたよ．

検査後の説明用紙

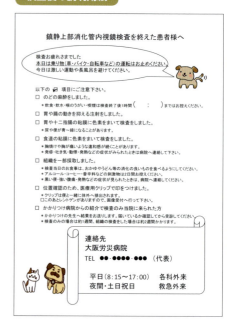

Point!

◎**検査後の注意点などは，説明用紙を用いて説明します**
- ブスコパンを使用した場合，検査後数時間は口渇，ふらつき，排尿困難が続く可能性があります．
- グルカゴンを使用した場合は，検査後に低血糖発作が出現する可能性があるため，それらの症状があればすぐに知らせるよう説明します．

◎高齢者は身体機能や生理機能が低下しているため，よりいっそう注意して処置後の観察を行うことが重要です！

 その① ◎**嚥下反射が低下**
- 検査後の誤嚥に注意が必要です．

 その② ◎**筋力低下**
- 検査後にふらつきがないか注意して観察します．

 その③ ◎**認知機能の低下**
- 検査後に注意点を説明しても，忘れてしまうこともあります．説明用紙を渡し，注意点を忘れないようにします．
- 家族といっしょに来院している場合は，家族にも説明しておきます．

消化器内視鏡看護の基礎知識

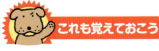 **取り違え防止のための事前準備**

◎内視鏡の処置には出血などのリスクを伴うものもあります．そのため，患者の取り違えなどの事故防止のための工夫も必要です．

Point!
- 当院ではシグナル（右写真）を作成し，左の2つはモニターに張り付け，右は介助スタッフ用に使用しています．

準備の実際 Point!

 その❶ ◎前日の準備
- 前日のカルテチェックの際，検査当日に記入してもらう問診票と照らし合わせます．

 その❷ ◎当日の準備
- 「生検禁」や「キシロカイン禁」などの指示がある場合は，医療者の目につきやすい内視鏡モニターとプロセッサーに貼ります．

検査のたびに行います．

各種シグナル

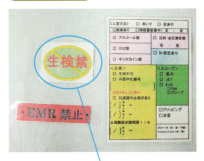
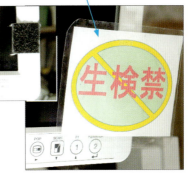

MEMO　タイムアウトとは

- タイムアウトとは処置前の最終確認のことを指します．「サインイン」という施設もあります．
- タイムアウトの目的は，担当する医療者間で情報共有と再確認を行い，治療を安全に進めることです．

タイムアウトカード

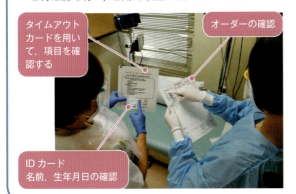

タイムアウトカードを用いて，項目を確認する

オーダーの確認

IDカード
名前，生年月日の確認

はじめての消化器内視鏡看護　43

❖ 消化器内視鏡看護の基礎知識

セデーションと看護

セデーション（sedeation）とは鎮静という意味であり，内視鏡検査・治療の苦痛や不快感を和らげるために鎮静・鎮痛薬を少量静脈注射し，意識下鎮静のもと検査・治療を行うことです．
- 意識下鎮痛とは，半分寝ている状態で，ぼんやりしながらも必要な受け答えができる状態を目標としています．

 セデーション検査の流れ

◎鎮静薬を使用することで呼吸抑制，循環抑制，覚醒遷延などの偶発症を引き起こすことがあり，循環・呼吸のモニタリング，緊急に備えての準備が必要となります．

検査・治療前のポイント

◎血管確保
- 血圧低下時の輸液負荷に備え，22Gより太い留置針を使用します．

◎身体状態の観察
- モニターを装着（心電図，血圧，血中酸素飽和度）します．
- 鎮静薬投与前にバイタルサインを測定します．

◎酸素・吸引の準備
- いつでも酸素投与や口腔内吸引ができるように準備しておきます．

【日帰りセデーション検査・治療の場合】
- 車やバイク・自転車などを自分で運転して来院しないように説明します．

検査・治療中のポイント

◎鎮静薬の投与
- 鎮静薬の血管内投与によって血管痛を起こす可能性があるので注意します．

◎鎮静の深さ

◎呼吸動態，循環動態のモニタリング

【日帰りセデーション検査・治療の場合】
- その日のうちに帰宅するため，鎮静薬は上限を定めています（当院ではミダゾラム 3mg まで）．

- ミダゾラムを〇mg入れます．
- トータルで〇mgです．

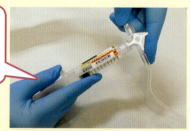

必ず声に出して内容を確認してから注入します

注意！ ◎副作用が起きた場合の対応

◎呼吸抑制への対応
- 患者へ声をかけて刺激を与え，可能であれば深呼吸を促します．
- 口腔内分泌物を吸引します．
- 体位変換し，気道を確保します（下顎挙上．必要時はエアウェイの挿入）．

消化器内視鏡看護の基礎知識

- 酸素吸入量を増やします．
- 静脈麻酔薬（鎮静薬）の拮抗薬を使用し覚醒させます．

◎血圧低下への対応
- 急速な補液を行います．
- 静脈麻酔薬（鎮静薬）の拮抗薬を使用し，覚醒させます．
- それでも改善しなければ，エフェドリン塩酸塩もしくはアドレナリン，ドパミン塩酸塩を投与します．

◎徐脈への対応
- 脈拍を確認します．
- 静脈麻酔薬（鎮静薬）の拮抗薬を使用し，覚醒させます．
- それでも改善しなければ，硫酸アトロピンを投与します．

検査・治療後のポイント

- 検査後30分は安静とします．
- 呼吸・循環動態のモニタリングを行います．
- 覚醒スケール（下記参照）などを使用し，15分ごとに患者の覚醒度を判断します．
- セデーション後の最初の歩行時は転倒のリスクがあるため，必ず看護師が付き添います．

日帰りセデーション検査・治療の場合
- 覚醒スケールが8点となった段階で医師に報告し，帰宅指示を出します．
- 帰宅するときに，自分では乗り物を運転しないように再度説明します．

覚醒スケール

			15分後	30分後	45分後	60分後
意識レベル	呼びかけに対してはっきり答えられる	2点				
	呼びかけに対して目は開けるが，覚醒は維持できない	1点				
	呼びかけに対して反応なし	0点				
運動機能	手足を自由に動かせ，歩行時ふらつきなし	2点				
	手足を自由に動かせるが，範囲に制限がある．動作緩慢	1点				
	手足を自由に動かせない	0点				
呼吸状態	深呼吸ができ，咳が自由にできる	2点				
	呼吸苦，頻呼吸あり	1点				
	無呼吸あり	0点				
SpO_2	$SpO_2$93%以上，酸素投与なし	2点				
	$SpO_2$90%を維持するために酸素投与は必要	1点				
	$SpO_2$92%までしか酸素投与下でも回復せず	0点				
		計				
		P/SpO_2				
		観察者				

□（時間を記入）覚醒スケール8点満点にて（医師名を記入）医師に報告，帰宅可の指示あり，退室（外来患者は抜針）

実施者（　　　）

注意！ ◎鎮静薬の拮抗薬を使った場合
- 検査後，1時間経過しても覚醒状況が悪い場合は，ミダゾラムの拮抗薬であるフルマゼニル（次ページ参照）を使用することもあります．
- ただし，フルマゼニルよりもミダゾラムのほうが体に長く残るので，フルマゼニルを使用したとしても，検査当日は車・バイク・自転車の運転はやめてもらっています．

❖ 消化器内視鏡看護の基礎知識

おもな鎮静薬と特徴 (→ p.124)

一般名(商品名)	投与量	発現時間	作用時間	半減期	重大な副作用	拮抗薬
ミダゾラム（ドルミカム）	0.08〜0.10mg/kg	30秒以内	約2時間	単回静注1.8時間	①薬物依存（連用）②無呼吸，呼吸抑制，舌根沈下 ③アナフィラキシーショック ④心停止 ⑤心室頻拍・心室性頻脈 ⑥悪性症候群	フルマゼニル（アネキセート）
フルニトラゼパム（サイレース）	0.01〜0.03mg/kg	約3分	30〜150分	7時間	①無呼吸，呼吸抑制，舌根沈下 ②錯乱	フルマゼニル（アネキセート）
ジアゼパム（セルシン，ホリゾン）	5〜10mg	15〜40分	2〜3時間	27〜28時間	①薬物依存（大量連用）②刺激興奮・錯乱 ③呼吸抑制	フルマゼニル（アネキセート）
ペンタゾシン（ソセゴン，ペンタジン）	30〜60mg	2〜3分	3〜4時間	1時間	①アナフィラキシーショック ②呼吸抑制 ③薬物依存（連用）④中毒性表皮壊死症 ⑤無顆粒球症 ⑥神経原性筋障害（大量連用）⑦けいれん	なし
ペチジン塩酸塩（オスピタン，ペチジン塩酸塩）	麻酔前投薬として50〜100mg 激しい疼痛に対して35〜50mg	1分以内	2〜4時間	4時間	①薬物依存 ②アナフィラキシーショック ③呼吸抑制 ④錯乱，せん妄 ⑤けいれん ⑥無気肺，気管支けいれん，咽頭浮腫 ⑦麻痺性イレウス	ナロキソン塩酸塩
プロポフォール（ディプリバン）	0.5mg/kg/10秒	1〜3分	4〜8分	7時間	①低血圧 ②アナフィラキシーショック ③気管支けいれん ④舌根沈下 ⑤てんかん様体動 ⑥徐脈，不全収縮	なし
プレセデックス	〈初期負荷投与〉6μg/kg/時で10分間 〈維持量〉0.2〜0.7μg/kg/時	投与後すぐ		2.4時間	①低血圧 ②高血圧 ③徐脈 ④心室細動 ⑤心停止，洞停止 ⑥呼吸抑制	なし

偶発症とその対応

偶発症とは，医療上の検査や治療に伴ってたまたま生じる症状のことです．全国調査によると，重篤な偶発症の発生率は0.073%で，治療的な内視鏡検査での偶発症発生率は，観察のみと比べて約50倍高いと報告されています．また死亡率は0.00001%で，70歳以上の死亡が3/4を占めています．

（古田隆久ほか．消化器内視鏡関連の偶発症に関する第6回全国調査報告 2008年～2012年までの5年間．日本消化器内視鏡学会雑誌．58（9），2016，1466-91．）

前処置で起こりやすい偶発症

①鎮静・鎮痛薬関連
- 鎮静薬による呼吸抑制・血圧低下など．

②腸管洗浄液関連
- 腸管洗浄液を使用すると腸管内圧が急激に高まることがあり，腸管狭窄のある患者では腸閉塞や腸管穿孔を起こすことがある．

③咽頭麻酔関連
- キシロカインによるアナフィラキシーショックなど．

対策
- 薬剤の特徴や副作用，処置の方法などを熟知したうえで使用．
- 患者のアレルギー歴の把握．
- 救急処置具の準備．

上部・下部消化管内視鏡検査・処置で起こりやすい偶発症

◎上部消化管に比べて，下部消化管では発生頻度，死亡頻度ともに高率です．

①出血

②裂創
- マロリーワイス症候群含む．

③穿孔
- 穿孔した場合，フリーエア（→次ページ）が見られることがあります．

用語解説
マロリーワイス症候群
- 強い嘔吐反射により下部食道に裂傷が生じ出血を起こすこと．

対策
- 万が一，偶発症が起きた際，すみやかな対応策がとれる準備をしておく．
- 内視鏡検査後の観察（胃痛，胸焼け，胃もたれ，吐き気，嘔吐，吐血などの症状の有無）．
- 緊急処置・止血処置の準備．

❖ 消化器内視鏡看護の基礎知識

MEMO　フリーエア（遊離ガス）

正常像　　　　　　　　　　フリーエア像

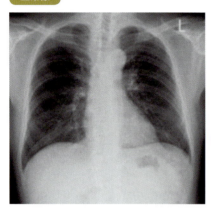 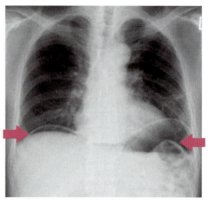

- X線所見上，通常は腹腔内にガスは見られないが，消化管穿孔によってフリーエア（遊離ガス）が腸管外に存在する状態のこと．
- 立位で撮影した腹部・胸部X線画像で，横隔膜直下に存在する．
- 胃からの場合は横隔膜下，食道からの場合は縦隔にたまりやすい．

第 3 章

消化器内視鏡検査と看護

◆ 消化器内視鏡検査と看護

上部消化管内視鏡検査

上部消化管とは，おもに食道，胃，十二指腸を指します．上部消化管内視鏡検査は口腔から咽喉頭，食道，胃，十二指腸球部，十二指腸下行部までがその対象となります．

上部消化管内視鏡検査の基礎知識

上部消化管内視鏡の特徴

目的	●上部消化管の観察，病変部位の診断・治療
適応	●上部消化管に病変の疑いがある場合のほとんどすべてが適応となる
禁忌	●全身状態がきわめて不良な場合 ●腸閉塞（イレウス）もしくはその疑いがある場合 ●消化管穿孔例もしくはその疑いがある場合
おもな偶発症	●検査時：出血，穿孔，呼吸循環不全

上部消化管内視鏡検査の流れ

◎上部消化管の解剖と処置の流れを理解することが必要です．そのうえで，患者さんに進行状況に合わせた適切な声かけを行うことが，患者さんの安心・安楽につながります．

前処置

注意！ ●前処置を行う前は，薬剤アレルギーの有無などを必ず確認します．

検査前日〜当日の朝
- 前日の食事は21時までにすませ，検査当日も，朝から絶食とします．
- 水やお茶などは飲水可能です．ただし，コーヒーやジュース，牛乳は不可です．

検査の5〜15分前

◎胃粘膜の気泡と粘膜を除去
- 胃内の気泡や粘膜を除去することで，胃粘膜の状態を観察しやすくします．

胃内有泡性粘液除去剤
ガスコンドロップ2%5mLを10mL＋水160mL

胃内粘液溶解除去剤
プロナーゼ0.5g＋水酸化ナトリウム（重曹）1g

注意！
●プロナーゼは出血を助長させる可能性があるため，出血の危険性がある患者には禁忌です．

消化器内視鏡検査と看護

◎咽頭麻酔
- 2%キシロカインビスカス5mLをゆっくり飲み込みます．さらに必要時はキシロカインポンプスプレー8%を2～3回噴霧します．

注意！
- キシロカインショック（→p.33）の徴候はないか，確認します．
- 服用後は麻酔が効いてくるので喉の動きが悪くなり，誤嚥の危険があります．

◎経鼻内視鏡の場合の麻酔
- 両鼻腔にナファゾリン硝酸塩を点鼻・噴霧し，15分置く．
- 鼻腔内に，2%キシロカインビスカスとキシロカインポンプスプレー8%を混ぜたものを，2mLずつ注入し5分置く．

MEMO　マウスピース

- 上部消化管内視鏡を経口で挿入する際，患者さんが歯で内視鏡を噛んでしまうと内視鏡操作ができなくなるため，マウスピースを使用します．また，噛んでしまった場合の修理代も高額です．
- マウスピース装着中は唾液を嚥下できないため，口腔にたまった唾液は外に出すように伝えます．
- ズレ・脱落を予防するためにバンドがついているタイプもあります．

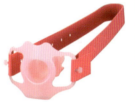

（画像提供：トップ）

上部消化管内視鏡検査時の体位の保持

- 左側臥位で診察台の上に横になり，左下肢より右下肢前に出します．左頬を枕につけるイメージです．
- 唾液を誤嚥しないように注意深く観察します．

注意！
- 鎮静薬は検査や治療状況に応じて，適宜，使用します．

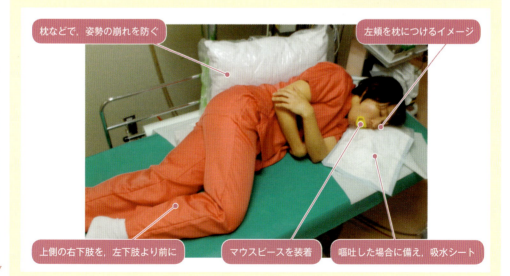

- 枕などで，姿勢の崩れを防ぐ
- 左頬を枕につけるイメージ
- 上側の右下肢を，左下肢より前に
- マウスピースを装着
- 嘔吐した場合に備え，吸水シート

はじめての消化器内視鏡看護 : 51

❖ 消化器内視鏡検査と看護

スコープの挿入

誤嚥予防
- 左頬を枕につけると誤嚥しにくくなります．
- 唾液は飲み込まずに外に出すように，患者さんに声をかけておきます．
- 患者さんの様子を観察し，適宜，口腔内を吸引します．

スコープ挿入中の具体的な声かけの例

◎咽頭を通るとき

嘔吐反射が出現し，苦痛を伴います

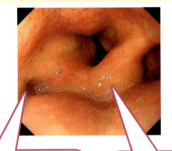 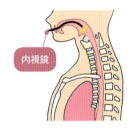

内視鏡

- （内視鏡が）喉もとを通りますよ．
- 少ししんどいですが，がんばってください．

（意識下のときは）
- ごっくんと飴玉を飲み込むよう，にカメラを飲み込みましょう

◎食道へ入ったら

- 喉もとの違和感はとれませんが，だんだんと慣れてきますよ．

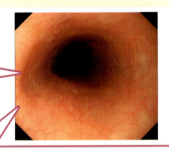 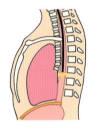

- いちばん狭いところは過ぎましたよ．
- 呼吸を整えましょう．口から息をしっかり「ハーッ」と吐いて……，鼻から息を吸いましょう．
- 目はつぶらずに遠くをボーっと見ます．肩の力を抜きましょう．

◎胃体部から幽門輪を通過するとき

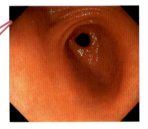 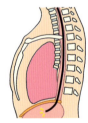

- グーッとお腹が押されるような嫌な感じがしますが，がんばりましょう．

消化器内視鏡検査と看護

◎**胃内の観察**

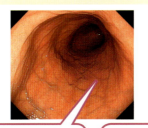 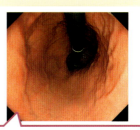

ゲップが出ると，再度送気をする必要があり，検査時間が長くなります

- 空気を入れて観察をしているので，お腹が張ってきます．
- できるだけでよいのでゲップを我慢してください．

● 胃体部の観察のときは送気をして，ひだの間までしっかり観察します．

MEMO　安心感を与える工夫

● 検査中，患者さんは身体のつらさもあり，自分がどういう状況なのか不安を感じています．そんなとき，看護師が進行状況を伝えることが不安の軽減につながります．
● 脊椎に沿って，看護師が手のひらで患者さんの背中を胸部から腹部に沿ってゆっくりさするタッチングを行いながら声かけをすると，より効果的でしょうか．

「検査，順調ですよ」
「とても上手に力を抜いてくれています．その調子ですよ」
「半分以上検査が終わっています．あともう少しですよ」

検査終了

検査後の観察ポイント

◎**以下のような症状がないか，注意して観察します．**
● 内視鏡検査による粘膜損傷や生検などによる出血（吐血など）の有無（抗血栓薬の服用歴がある場合，休薬していても注意が必要）．
● 内視鏡操作による咽頭痛の有無
● 誤嚥による呼吸状態の悪化の有無
● 内視鏡操作や生検による消化管穿孔（腹痛，発熱など）の有無

◎**セデーション下に行った場合の観察のポイントは，p.44 を参照してください．**

患者指導

● 飲水でむせがなく嚥下できれば，食事摂取可能です．
● 運動や入浴に制限はありません．

❖ 消化器内視鏡検査と看護

食道の構造と部位の名称

◎食道は咽頭と胃を連絡する管で，後縦隔に位置しています．

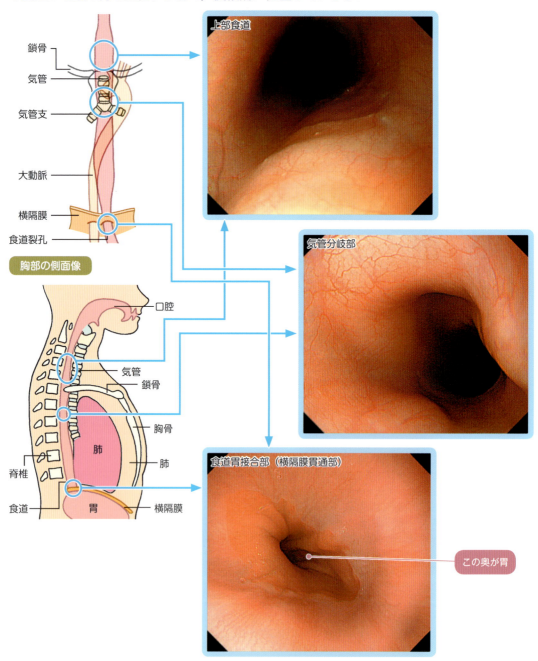

- 全長は約25cm．歯列からの距離は食道入口部までが約15cm，食道下端までが約40cmとなっています．
- 食道起始部・気管分岐部・横隔膜貫通部の3か所に生理的狭窄部があります．
- 食道粘膜は重層扁平上皮に覆われています．
- 食道・胃移行部で扁平上皮が円柱上皮に変わります．

食道のおもな疾患

食道静脈瘤

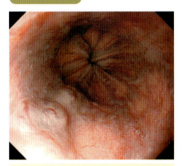

- 数珠状の青色静脈瘤および発赤所見（血マメ）を認めます．

食道カンジダ症

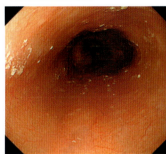

- 小さい透明感のない白苔を，散在性に認めます．

食道粘膜下腫瘍

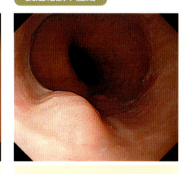

- 被覆粘膜は周囲粘膜と同様で，立ち上がりがなだらかな隆起性病変として認識されます．

食道裂孔ヘルニア

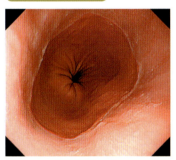

- 横隔膜で食道が貫通している部分が弛緩し，胃の一部が胸部に脱出しています．

表在食道がん　　　　　　　（ヨード染色）

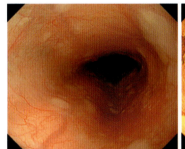
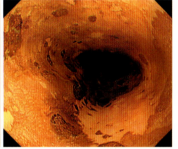

- わずかな発赤と血管透見の消失を認める平坦な病変として認識されます．ヨードを散布し染色することで病変範囲は不染領域として認められます．

進行食道がん

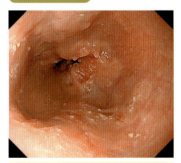

- 明瞭な周堤を伴う潰瘍性病変として認められます．

❖ 消化器内視鏡検査と看護

胃・十二指腸の構造と部位の名称

◎胃は食道に続いて上腹部を占める嚢状の器官で，その先の管状部が十二指腸です．

- 食道との境界部には噴門が，十二指腸との境界部には幽門が位置しています．
- 噴門より上部を胃底部（穹窿部），噴門から胃角までを胃体部，胃角より下部を前庭部（幽門部）といいます．
- 胃壁は粘膜層・粘膜下層・筋層・漿膜の4層からなっています．
- 十二指腸は胃に続く長さ約25cmの管状部です．
- 球部・下行部・水平部・上行部の4部に区別されます．
- 下行部には膵管と総胆管が開口しているファーター（Vater）乳頭があります．

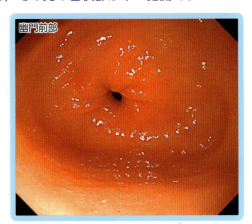

幽門前部

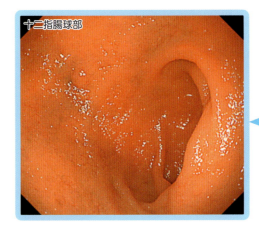

十二指腸球部

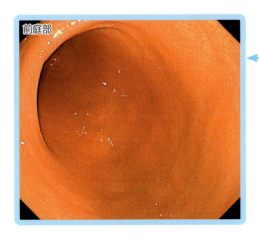

前庭部

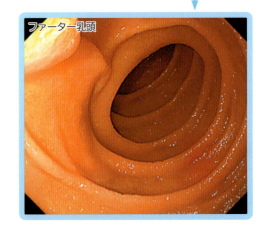

ファーター乳頭

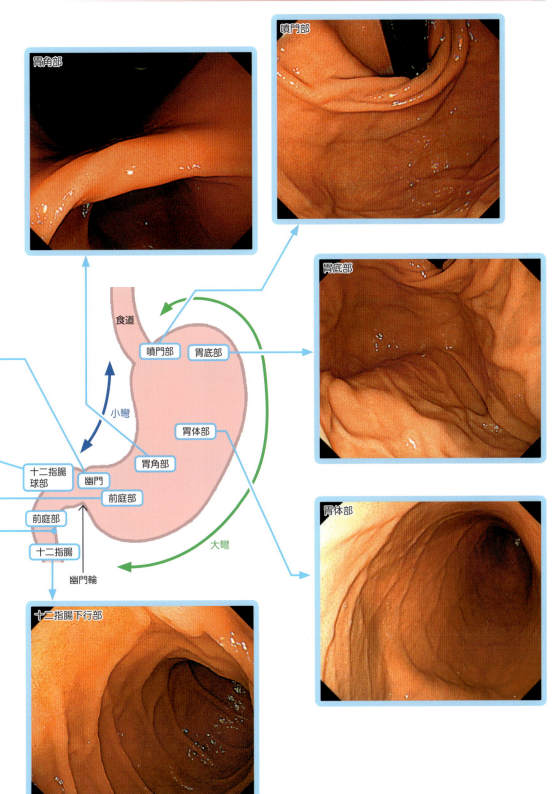

❖ 消化器内視鏡検査と看護

胃のおもな疾患

萎縮性胃炎
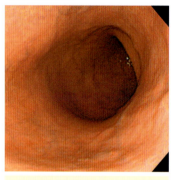
- 大彎ヒダが消失し，血管透見像を伴うまだらな褪色調の粘膜として認識されます．

鳥肌胃炎
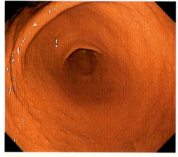
- 均一な小顆粒状隆起が前庭部を中心に認められ，敷石状を呈しています．インジゴカルミンを散布して染色することで，隆起はいっそう明確になります．

胃底腺ポリープ
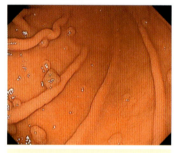
- 表面は平滑で，立ち上がり明瞭な隆起性病変として認識されます．

胃過形成性ポリープ
- 発赤調の限局性隆起性病変として認識されます．

胃黄色腫
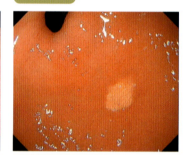
- 白色〜黄色調の平坦もしくは丈の低い隆起性病変として認識されます．

AGML（急性胃粘膜病変）
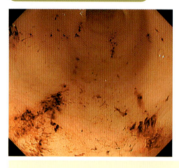
- 点状および斑状発赤，凝血が付着する不整形のびらんや浅い潰瘍を認めます．

悪性リンパ腫（胃 MALToma）
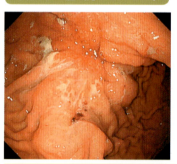
- 発赤・びらんを伴う中央が陥凹した褪色調の隆起性病変として認識されます．

消化器内視鏡検査と看護

胃潰瘍

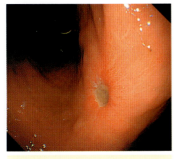

- 潰瘍辺縁はやや発赤調で潰瘍底には白苔が付着します．

早期胃がん

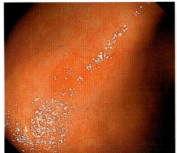

- 病変はやや発赤調の扁平隆起性病変として認識され，NBI観察では褐色調病変として観察されます．

進行胃がん

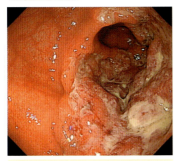

- 病変中央に潰瘍形成を認め，明瞭な周堤はみられません．

胃粘膜下腫瘍

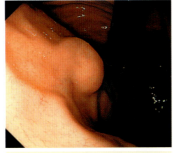

- 被覆粘膜は周囲粘膜と同様で，立ち上がりなだらかな隆起性病変として認識されます．

胃静脈瘤

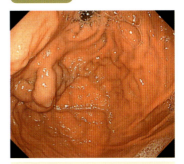

- 穹窿部に拡張した数珠状の静脈瘤を認めます．

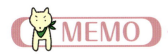

❖ 消化器内視鏡検査と看護

下部消化管内視鏡検査

下部消化管とは，おもに小腸，大腸，直腸を指し，下部消化管内視鏡検査は腹痛，便秘，下痢，血便などの大腸疾患が疑われる場合の診断や治療方針を決定するために行います．

下部消化管内視鏡検査の基礎知識

下部消化管内視鏡検査の特徴

目的	●下部消化管の観察，病変部位の診断・治療
適応	●潰瘍性大腸炎・クローン病・虚血性大腸炎・大腸がんなどの大腸疾患を疑わせる下血や便通異常がある場合 ●内視鏡的治療が必要，また治療効果の評価を必要とする場合 ●注腸造影検査にて異常を指摘された場合 ●便潜血反応が陽性である場合
禁忌	●全身状態がきわめて不良な場合 ●腸閉塞（イレウス）もしくはその疑いがある場合 ●消化管穿孔例もしくはその疑いがある場合 ●重篤な炎症性腸疾患（炎症を増悪させたり，穿孔をきたしたりする危険性がある場合は施行しない）
おもな偶発症	【前処置】腸管洗浄液で悪心・嘔吐，腹満感，腹痛などの消化器症状から急激な血圧低下などの重篤な症状が現れることがある ●腸閉塞（イレウス）が疑われる症例には投与しない ●基礎疾患を有する高齢者の場合には，脱水を伴う急性心筋梗塞や脳梗塞，虚血性大腸炎，腸間膜静脈血栓症を生じることがある 【検査後】生検や内視鏡検査自体が原因となる出血，穿孔

下部消化管内視鏡検査の流れ

◎下部消化管の処置では，大きく曲がって走行している腸内を，内視鏡がスムーズに進めるための介助や，患者さんの羞恥心に配慮した看護・声かけが大切です．

前処置

注意！ ●前処置を行う前に，薬剤アレルギーの有無などを必ず確認します．

検査の2，3日前〜 ◎食事を低残渣食に変更します．

●低残渣食とは，食物繊維を制限し胃腸への負担を少なくした食事のことです．腸内に食物残渣を残さず，検査をしやすくするのが目的です．

| 前日 21 時 | ◎下剤を内服します． |

- ピコスルファートナトリウム 1 本を内服します．
- 経口腸管洗浄液を 1L 内服しても排便がない場合は，腹痛や腹満，悪心などのイレウス症状がないか確認します．
- 脱水予防のため，下剤内服時に十分に水分を摂取するように使えます．

| 当日 6 時 | ◎朝は絶食とします．
◎経口腸管洗浄剤を指示どおりに服用します． |

経口腸管洗浄剤の種類と特徴（→ p.127）

	特徴	メリット・デメリット
モビプレップ（液剤）	●パックに水を入れて 2,000mL にし，1,000mL を 1 時間かけて服用します（平均 1,500mL 服用）．ほかに薬剤の半分量の水分を摂ります．	メリット ●薬剤の服用量が少なくて済みます．検査食やほかの下剤の使用を削減でき，処置時間が短くなります． デメリット ●薬剤の半分量の水またはお茶，麦茶，ウーロン茶，紅茶（糖分のないもの）の飲水が必要です． ●梅味があり，人によっては飲みにくいと感じることがあります
ニフレック（液剤として服用）	●パックに水を入れて 2,000mL にし，2 時間かけて服用します．	メリット ●簡便に服用できます． デメリット ●レモンのような特有の味があり，人によっては飲みにくいと感じることがあります．
マグコロールP（液剤）	●パックに水を入れて 1,800mL にし，1 時間半かけて服用します．	メリット ●簡便に服用できます． ●スポーツ飲料のような味があります． デメリット ●甘味があり，人によっては飲みにくいと感じることがあります．
ビジクリア（錠剤）	●錠剤 5 錠を，約 200mL の水分で 15 分ごとに 10 回（合計 50 錠，2,000mL），2 時間半かけて服用します．	メリット ●服用時は，水やお茶，麦茶，ウーロン茶，紅茶（糖分のないもの）で服用してください． デメリット ●錠剤が大きく，人によっては飲みにくいと感じることがあります．

注意！ ◎大腸に便が残っていると，十分に大腸を観察できません！！

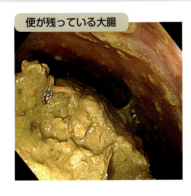

便が残っている大腸

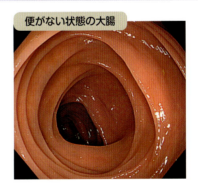

便がない状態の大腸

❖ 消化器内視鏡検査と看護

- 大腸に便が残っていると大腸を十分に観察できず，検査（治療）ができません．患者さんへ便の性状を確認するよう説明し，その後，看護師も確認します．

便スケール

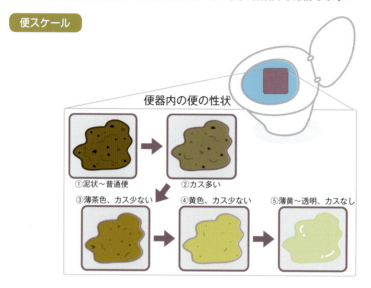

- 便の性状は便スケールを用いて評価します．
- 便スケールで⑤の状態であれば検査（治療）が可能です．①～④であれば医師に報告．下剤を追加することもあります．

注意！ ◎腸管洗浄剤内服中の嘔吐・腹部膨満感・腹痛・冷感

- これらの症状が出現したときは，腸管閉塞・腸管穿孔などを起こしていることも考えられるため，ただちに内服を中止し，医師に報告します．

◎出棟前に検査用パンツに更衣してもらう

体位の保持

- 上部消化管内視鏡検査のときと同様（→ p.51），左側臥位となり，股関節と膝を曲げます．

◎検査開始時の姿勢

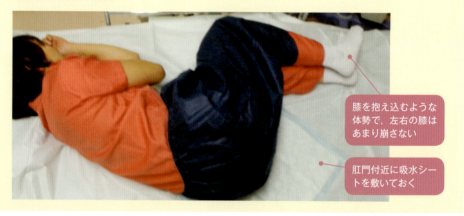

膝を抱え込むような体勢で，左右の膝はあまり崩さない

肛門付近に吸水シートを敷いておく

62　はじめての消化器内視鏡看護

消化器内視鏡検査と看護

↓ 医師の指示によって……

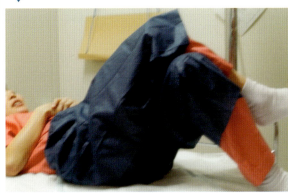

- 処置中に医師の指示で仰臥位や右側臥位になることがあります．

  姿勢が変わると重力のかかり方の変化で腸管の位置が変わるのでスコープを挿入しやすくなります．

- 写真のように足を組んでもらうと，スコープ挿入時に妨げになりません．

重要！
- 支えている足がずれていくことがあるので，足の下に滑り止めマットを敷くとよいでしょう．

MEMO　足が組めない場合

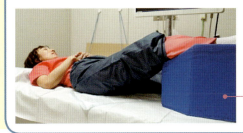

- 仰臥位で足が組めない患者や鎮静下の場合は，下肢の下に枕を入れるなど工夫します．

枕などを挿入

スコープの挿入

スコープ挿入中の具体的な声かけの例

◎腹部の不快感を和らげる声かけ
- 下部消化管の内視鏡検査や治療では，ときに腹満感，腹痛，嘔気を伴うことがあります．

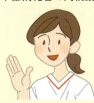

- だいじょうぶですか？　難しいところは過ぎましたよ．

◎排ガスを促す声かけ
- 送気した空気やガスが貯留すると，排ガスを誘発します．
- 患者さんは恥ずかしくて我慢してしまいますが，迷走神経反射を起こす可能性もあるので，排ガスを促します．

はじめての消化器内視鏡看護　63

◆ 消化器内視鏡検査と看護

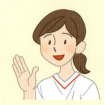

● 恥ずかしいかもしれませんが，ガスを出すとお腹が楽になりますよ．

● 気にせず出してくださいね．

タッチング
- 痛みを伴う場合は患者さんの肩をさすったり手を握ったりするなど，患者さんのそばにいて寄り添う姿勢が患者さんの支えになります．

羞恥心への配慮
- 下部消化管の内視鏡検査・治療は羞恥心を伴います．カーテンを閉めたり，更衣介助時に掛け物をかけたりするなど，羞恥心に配慮しましょう．

用手圧迫
- 用手圧迫とは，スコープの挿入が困難なとき，さまざまな方向から腹部を押すことで，スコープ挿入方向の腸管の壁を近づけたり，スコープのたわみを直してスコープを進めやすくする手技のことです．

検査終了

検査後の観察ポイント

◎以下のような症状がないか，注意して観察します．
- 内視鏡検査による粘膜損傷や生検などによる出血（吐血など）の有無（抗血栓薬の服用歴がある場合，休薬していても注意が必要）．
- 内視鏡操作や生検などによる消化管穿孔（腹痛や発熱など）の有無．
- 検査中の送気（空気・二酸化炭素）の残存による腹部膨満感の有無．

◎セデーション下に行った場合の観察のポイントは，p.44 を参照してください．

患者指導
- 帰宅後の運動や入浴に制限はありません．

消化器内視鏡検査と看護

MEMO　用手圧迫

用手圧迫を行うときのポイント

①おなかの力をゆるめた状態で行う
②画面を見ながら，腸管のひだや管腔がスコープ側に近づいてくるところを探す
③内視鏡医と連携しながら行う

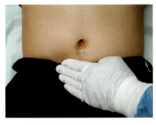
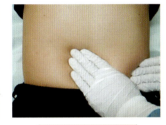
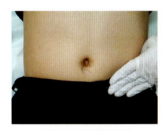

①S状結腸を圧迫している

②S状結腸とSD屈曲部を圧迫することで，屈曲角度をゆるめている

③下行結腸を下から押し上げ，脾彎曲の角度をゆるめている

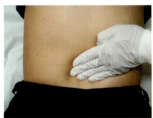
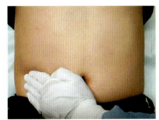

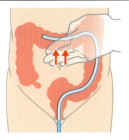
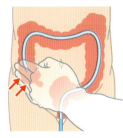

④横行結腸をしたから押し上げている

⑤上行結腸を下から押し上げ，肝彎曲の角度をゆるめている

Point!

◎大腸がたわみやすい場所を操作してループをつくらずに，スコープを直線化させます

● S状結腸から上行結腸に進むところ
● 横行結腸が下垂しているところ　など

はじめての消化器内視鏡看護　65

❖ 消化器内視鏡検査と看護

小腸・大腸・肛門の構造と部位の名称

- 小腸はトライツ（Treitz）靱帯より肛門側にあり，長さは約6mです．
- 小腸の上部2/5を空腸，下部3/5を回腸とよびます．
- 小腸粘膜は腸絨毛の形態であり，粘膜の表面積を著しく増大させ，栄養素の吸収効果を高めています．
- 大腸は消化管の最終部であり全長約1.6mの管です．盲腸・上行結腸・横行結腸・下行結腸・S状結腸・直腸からなります．

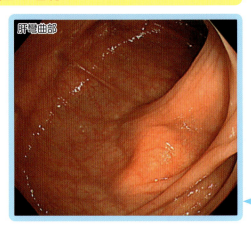
肝彎曲部

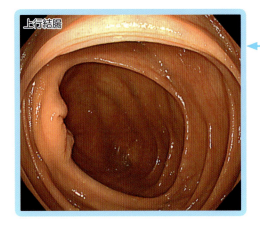
上行結腸

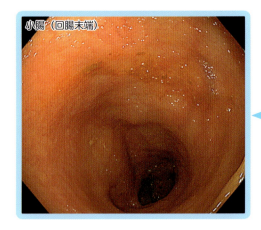
小腸（回腸末端）

直腸の解剖

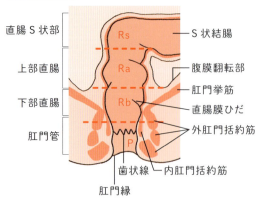

直腸S状部 — Rs — S状結腸
上部直腸 — Ra — 腹膜翻転部
下部直腸 — Rb — 肛門挙筋
　　　　　　　　 — 直腸膜ひだ
肛門管 — P — 外肛門括約筋
　　　　　　 歯状線 — 内肛門括約筋
　　　　　　 肛門縁

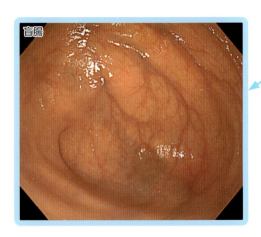
盲腸

消化器内視鏡検査と看護

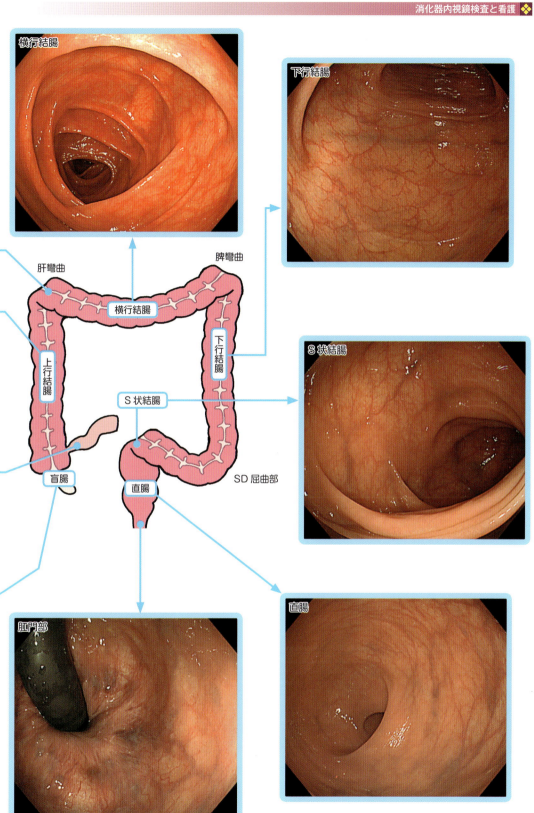

第3章

❖ 消化器内視鏡検査と看護

小腸・大腸・直腸のおもな疾患

小腸がん
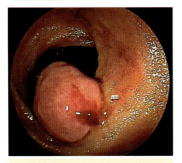
- 血液付着のある発赤性隆起性病変として認識されます．

大腸ポリープ（腺腫）
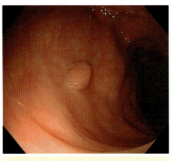
- 比較的広い面積で腸壁に付着している無茎性病変として認識されます．

小腸クローン病
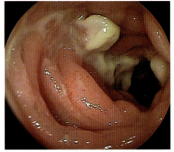
- 白苔が付着する縦走する不整形潰瘍性病変として認識されます．

大腸クローン病
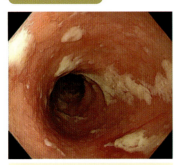
- 縦走する不整形潰瘍および小びらん，浮腫状粘膜を認めます．

潰瘍性大腸炎
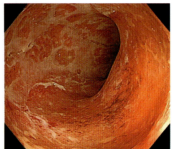
- 粘膜は浮腫状で膿性粘液の付着，発赤・びらんがみられ，血管透見も消失して観察されます．

虚血性大腸炎
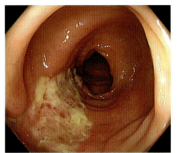
- 白苔付着のある縦走潰瘍で，その近傍には健常粘膜がみられ，病変部との境界は比較的明瞭です．

早期大腸がん
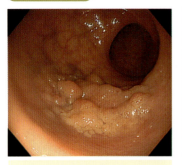
- 表面の凹凸不整を有する丈の低い隆起性病変として認識されます．

進行大腸がん
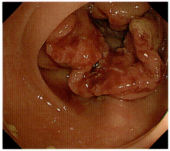
- 易出血性の周堤様隆起を伴う中央に潰瘍を有する隆起性病変として認識されます．

直腸カルチノイド
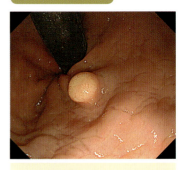
- 正常粘膜に覆われた黄色調の無形性隆起性病変として認識されます．

消化器内視鏡検査と看護

生検法 (→p.25)

病変部位を生検鉗子でつまみ取り，そうして得られた組織で病理検査を行い，診断をつけます．「生検」とは「生体組織検査（biopsy）」の略です．

生検介助の手順

◎組織を把持・採取する際，生検鉗子を体腔内壁に強く押し当てると穿孔や出血の恐れがあります．医師とタイミングを合わせ，よりよい採取を目指しましょう．

生検鉗子を渡す

- 医師の指示で生検鉗子を手渡します．
- 渡すときは，鉗子を閉じた状態にします．

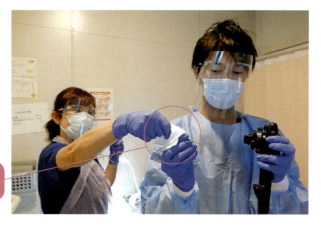

鉗子はガーゼではさんで渡す

鉗子の操作

- 生検鉗子はハンドル部分のスライダーを押し引きすることで，鉗子先端部を開閉します．
- 医師の指示でスタッフが鉗子を操作し，組織を把持します．

開けるとき

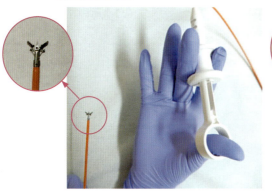

手を開くと鉗子が開きます．

閉じるとき

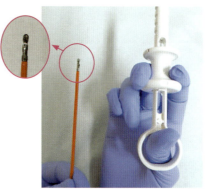

手を握ると鉗子が閉じます．

はじめての消化器内視鏡看護 69

◆ 消化器内視鏡検査と看護

MEMO　生検鉗子の閉じるスピードと強さ

開閉のスピード

- 生検のときに焦って素早く鉗子を閉じると，滑って組織がつかめないことがあるので注意！
- 閉じるスピードが早すぎると粘膜表面をカップが滑ったり，遅すぎると呼吸変動で狙った場所から位置がずれる恐れがあります．
- 目安は閉じる動作を「1秒間」で行うことです．「チク（閉じ始め），タク（閉じ終わり）」がベスト！ 最初は秒針のある時計を見ながら練習しましょう．

開閉時の強さ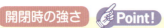

- 開閉操作の際に力を入れすぎると，鉗子把持部が閉じなくなったり，ワイヤーが引っ張られすぎて狙いがずれるなど，内視鏡操作全体に悪影響を与える可能性があります．

注意！
- タイミングを合わせることに，最初は緊張するかもしれません．必要以上に緊張しないように心がけましょう．

鉗子を閉じたまま，生検鉗子を引く

- 生検鉗子は長いので，体液で汚染されたカテーテル部をガーゼで拭いながら引いてくると，周りへの汚染が予防できます．
- 鉗子口を出るときに鉗子の先が跳ねることがあります．生検鉗子の先端が鉗子口付近まで来たら鉗子がはねて色素や体液が飛び散らないよう，ガーゼで押さえるなどしましょう．

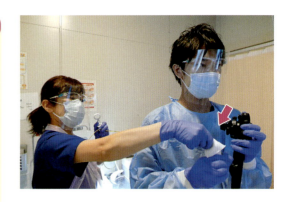

組織を取り出す

生検鉗子のカップからの検体の取り出し方

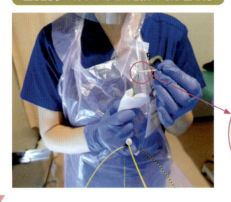

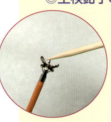

Point!

◎生検鉗子のカップからの取り出し方
- つまようじ➡検体をつぶさないように，カップの端から先端を滑らすように採取します．
- ピンセット➡組織が挫滅（つぶれ）ないように軽くつまむようにします．

消化器内視鏡検査と看護

Point!

- ピンセットやつまようじ，ろ紙を使って取り出します．生理食塩水で湿らせてから検体に触れます．
- ろ紙を使う場合は，ろ紙を小さく三角に切り，それで検体を取り出します．
- つまようじの場合，それごとホルマリン容器に入れることができるので，使いやすくて便利です．

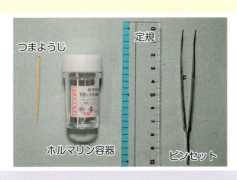

つまようじ／定規／ホルマリン容器／ピンセット

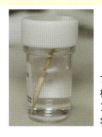

つまようじごと，検体をホルマリン容器に入れた状態．

注意！ ◎生検鉗子をホルマリンに浸けてはいけません！！

- 生検鉗子のカップから組織を取り出すために，ホルマリン容器内に直接，生検鉗子を入れて組織を振り落としてはいけません．
- 生検鉗子の構造は複雑で，軽く水洗いしたくらいではホルマリンを完全に洗い流すことはできません．生検で使用する10%ホルマリン（10万ppm）が5マイクロリットル，鉗子に付着していたとしても，人体に入った場合，7Lもの水で希釈しなければならないほど危険な濃度です．

検体を確実に取り扱うための3か条

❶介助者は途中で交代しないことが望ましい．やむを得ず交代する場合は，引き継ぎを確実に行う

❷検体の数などを，声に出して医師と確認しあう

❸検査終了ごとに，採取した検体を所定の場所に持っていき，不要な容器は片付ける

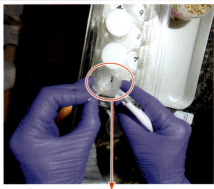

● たとえば……
検体1つ目です．組織あります

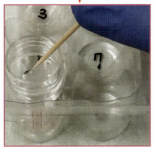

注意！

- 検体をいったんろ紙上で伸展させる場合はろ紙に番号を書いておき，採取した順番に置いていきます．
- また同じ番号をホルマリン容器にも書き，検体の順番を間違えないようにします．

検査終了

第3章

はじめての消化器内視鏡看護　71

◆ 消化器内視鏡検査と看護

超音波内視鏡検査・超音波内視鏡下穿刺吸引法

超音波内視鏡検査とは，内視鏡を用いて体内から超音波を送受信し，消化管壁の内部構造や周囲組織・臓器などの診断を行う検査です．おもに上部消化管，大腸，膵臓・胆道で使われ，各臓器の内部，周囲の臓器，血管，リンパ節などの情報を得ることができます．
- 超音波内視鏡検査：endoscopic ultrasonography（EUS）
- 超音波内視鏡下穿刺吸引法：EUS-guided fine-needle aspiration（EUS-FNA）

EUS・EUS-FNA の基礎知識

EUS・EUS-FNA の特徴

特徴
- 内視鏡では見えない表面下（粘膜下）の状態を超音波で映し出す検査
- 通常の内視鏡の鉗子孔からプローブを通して検査を行う方法と，内視鏡先端部分が超音波プローブになっている機器（専用機）を用いる方法がある

適応
- 粘膜下腫瘍の鑑別診断，および組織学的診断（EUS-FNA 時）
- 消化管・胆道系・膵悪性腫瘍の深達度診断，多臓器への浸潤，リンパ節転移の診断および治療効果の判定
- 食道・胃静脈瘤の治療法の選択，再発予測や治療効果の判定
- 胆道系・膵良性疾患の診断

禁忌
- 全身状態がきわめて不良な場合
- 腸閉塞（イレウス）もしくはその疑いがある場合
- 消化管穿孔例もしくはその疑いがある場合
- 重篤な呼吸器疾患や循環器疾患がある場合
- 出血傾向がみられる場合（EUS-FNA 時）

おもな偶発症
- 出血　● 消化管穿孔　● 急性膵炎（→ p.74）　● 誤嚥性肺炎

EUS・EUS-FNA の流れ

前処置
◎ 上部消化管，胆膵領域の場合
- 上部消化管内視鏡検査に準じます（→ p.50）．

◎ 下部消化管の場合
- 下部消化管内視鏡検査に準じます（→ p.60）．

検査の実際
- 部位ごとの一般的な内視鏡の手順とほとんど同じです．

消化器内視鏡検査と看護

検査後の看護の観察のポイント

◎以下の症状がないか，注意して観察します．
- 吐血など出血を疑う所見の有無
- 胆膵領域観察による胆管炎，膵炎の症状の有無
- 内視鏡操作による咽頭痛の有無
- 内視鏡操作による消化管穿孔を示唆する所見（腹痛，発熱など）の有無

超音波内視鏡検査の実際（EUS-FNA）

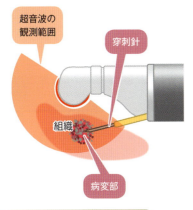

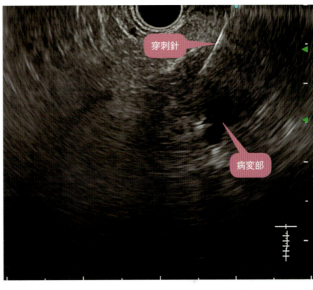

採取された細胞の顕微鏡写真

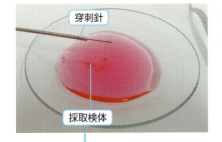

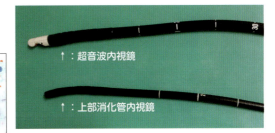

採取された細胞の顕微鏡写真

検査の流れ・注意点 Point!

- 術前・術後看護管理はセデーションの場合に準じます（→p.44）．
- 検査中，必要に応じて鎮静薬や消化管鎮痙薬などの投与を，適宜，行います．通常の内視鏡よりも径が太いため，患者さんに与える苦痛も多いと考えられ，薬剤投与量も多くなると予測されるので，術中の呼吸・循環モニタリングは大切です．

❖ 消化器内視鏡検査と看護

内視鏡的逆行性膵管胆管造影

内視鏡的逆行性膵胆造影検査は，胆管・膵管開口部から造影カテーテルを挿入して膵管・胆管を直接造影する検査です．

● 内視鏡的逆行性膵管胆管造影：endoscopic retrograde cholangiopancreatography（ERCP）

ERCP の基礎知識

ERCP の特徴

目的	● 膵疾患・胆道系疾患の診断および治療
適応	● 胆道（胆管・胆嚢），膵管，乳頭部などに形態異常をきたす腫瘍，炎症，外傷，発生異常のすべて
禁忌	● 膵炎の急性増悪期 ● 造影剤（ヨード）過敏症 ● 上腹部内視鏡禁忌とされるもの（消化管の高度な炎症・穿孔・重篤な心肺疾患・胃切除後）
おもな偶発症	● 急性膵炎 ● 胆管炎 ● 消化管穿孔，胆管穿孔 ● 肝被膜下血腫 ● 造影剤によるアナフィラキシーショック

注意！ ◎急性膵炎とは

- 急性膵炎とは，なんらかの要因（ERCP の手技による刺激や，多くはアルコールや胆石，薬剤など）で膵管の内圧が上昇したり，膵液分泌が過剰になったり，感染した胆汁が膵管内に逆流したりすることで，貯留している消化酵素が膵管内で活性化，膵臓を自己消化する急性炎症性疾患です．
- 重症膵炎となった場合は致死率が 10％程度といわれており，人工呼吸器の装着などの集中治療管理を要することもあります．
- またその後，感染性膵壊死や膵仮性嚢胞を生じることがあり，追加の内視鏡的治療や，場合によっては開腹手術が必要となります．

◎看護のポイント
- 急性膵炎は重症化すると死に至ることもあるため，以下の①〜⑧を頻回に観察します．
  ①腹痛　②悪心・嘔吐　③血圧低下　④脈拍上昇　⑤尿量減少
  ⑥発熱　⑦顔面蒼白　⑧呼吸促迫

消化器内視鏡検査と看護

ERCPの流れ

前処置
- 上部消化管内視鏡検査に準じます（→p.50）．

体位の保持
- 腹臥位で行います．
- バイタルサイン測定のための心電図シールは，透視に影響がないところに貼付します（例：両手首と片足の計3か所）．

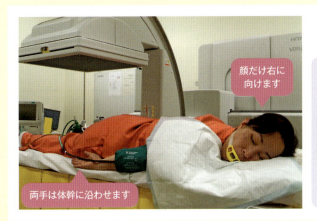

顔だけ右に向けます

両手は体幹に沿わせます

重要！
- 腹臥位になると，血圧計やマウスピースなどを装着しにくくなるため，腹臥位になる前にすべて装着しておきます．

処置中の画像

ERCPの内視鏡画像

ファーター乳頭　カテーテル

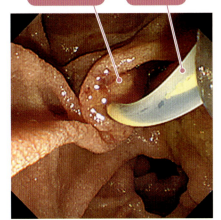

ERCPの透視画像

内視鏡

総胆管

カテーテル

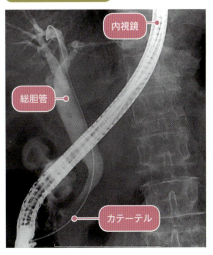

第3章

はじめての消化器内視鏡看護　75

◆ 消化器内視鏡検査と看護

ERCP 中の看護

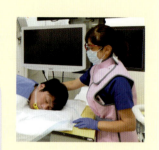

- 鎮静下看護に準じます（→ p.44）.
- 鎮静下で施行しますが，患者さんが急に動くこともあるため，頭部や体位の保持に努めます.
- 唾液などの誤嚥予防のため，適宜吸引します.

注意！
- 検査・治療中は医師は内視鏡の手技に集中しがちです．看護師は患者さんの鎮静レベルを確認し，効果的な鎮静ができるように医師の指示を確認しましょう．
- 患者さんのバイタルサインをモニタリングし，何かあればすぐに医師に報告しましょう．

ERCP 後の観察のポイント

- とくに，急性膵炎と穿孔に注意します．
- 急性膵炎の症状（心窩部痛・圧痛，悪心・嘔吐，発熱，筋性防御，腸蠕動低下，呼吸不全，尿量減少，アミラーゼ値上昇〔検査データ〕）の有無を確認します．
- 穿孔（胆管，十二指腸）の予兆（腹痛・背部痛，腰痛，悪心・嘔吐，発熱）の有無を確認します．

胆嚢・胆道・膵臓の構造

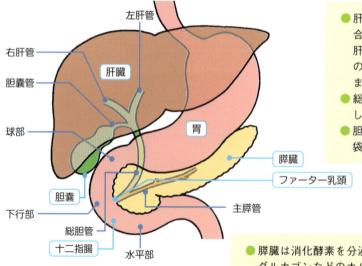

- 肝内の細胆管は次第に太い胆管に合流し，左胆管，右胆管となって肝門部で合流，その後，胆嚢からの胆嚢管と合流して総胆管となります．
- 総胆管は膵頭部内で主膵管と合流してファーター乳頭に開口します．
- 胆嚢は肝右葉の下面に接している袋で，30〜40mL 容積があります．

- 膵臓は消化酵素を分泌する外分泌部とインスリンやグルカゴンなどのホルモンを分泌する内分泌部から成り立っています．
- 膵臓は胃の後方に位置し，後腹膜に接着しており，頭部・体部・尾部に分けられます．
- 膵臓の導管には主膵管と副膵管の2種類があります．

MEMO　ERCPで使用する処置具

ガイドワイヤー

- ERCPなどの際に十二指腸乳頭から膵管や胆管に挿入しルートを確保したうえで，別の膵胆管治療用処置具を沿わせて目的部位まで導き，治療を行います．

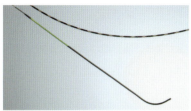

（画像提供：オリンパス）

造影カテーテル

- ERCPの際，十二指腸乳頭から挿入し，胆管，膵管の造影を行います．

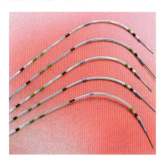

乳頭拡張バルーン

- 十二指腸乳頭を拡張するバルーンです．出血リスクが高い症例に使用されます．ESTの後に追加で使用することもあります．

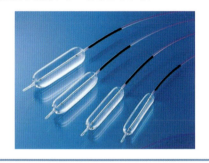

ENBDチューブ

- 減黄を目的とし，胆管に留置します．チューブを鼻から外瘻させ，排液量の確認や，胆管の造影，胆汁の採取を行います．

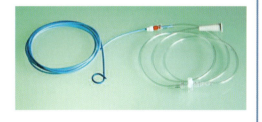

（「造影カテーテル」「乳頭拡張バルーン」「ENBDチューブ」）
© 2019 Boston Scientific Corporation. All rights reserved.

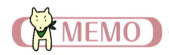

❖ 消化器内視鏡検査と看護

放射線の防御

◎X線は放射線の一種ですが，内視鏡検査ではX線を使うことが少なくありません．X線被曝を防ぐ対策をよく理解しておいてください

放射線防護の3原則は「時間」「遮蔽」「距離」

- ◎**時間** ● 被曝量は照射時間に比例します．不必要な照射は避けます．
- ◎**遮蔽** ● 遮蔽板や衝立，被爆防護服やエプロン，防護ゴーグル，ネックガードなどで身体を守ります．
- ◎**距離** ● 被曝量は，放射線源からの距離の二乗に反比例します．撮影時にはできる限り離れてください．

豆知識 被曝低減のコツ

◎術者や介助者の被曝のほとんどは，患者さんからの散乱X線です！
- ● 患者の被曝低減が術者・介助者の被曝低減と心得よ！

◎撮影するときは必ず周りに声をかけ，必要なければX線装置から離れてください！
- ● 撮影時の線量は，透視時の10倍になります．

◎防護服選びも重要！
- ● プロテクタは比較的軽いものを選択し，ネックガード（90％の防護）と防護ゴーグルを装着して，より安全に身を護ります．

用語解説

積算線量
- ● 一定期間内の被曝線量の合計のこと．各3か月間（四半期）と単年度の積算をします．

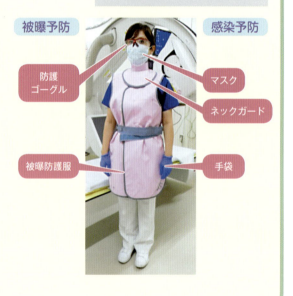

被曝予防：防護ゴーグル、被曝防護服
感染予防：マスク、ネックガード、手袋

Point!

- ● X線を使うおもな内視鏡検査には，ERCP，EIS，ステント留置術，EBD，ERBDなどがあります．

78　はじめての消化器内視鏡看護

消化器内視鏡検査と看護

バルーン小腸内視鏡検査

腸スコープとバルーンの付いたオーバーチューブを組み合わせたものです．バルーンを膨張・収縮させたり，オーバーチューブとスコープの押し引きを行いながら，腸管を短縮し深部挿入を行い，小腸の観察・治療を行います．

●バルーン小腸内視鏡検査：balloon assisted enteroscopy（BAE）

BAE の基礎知識

◎バルーンがオーバーチューブとスコープの2か所についたダブルバルーン内視鏡（double-balloon enteroscopy〔DBE〕），バルーンがオーバーチューブのみについたシングルバルーン内視鏡（single-balloon enteroscopy〔SBE〕）の2種類があります．

ダブルバルーン内視鏡

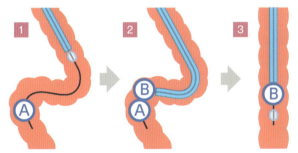

1. 内視鏡を入れ，A のバルーンを膨らませて固定する
2. 外側のチューブを進め，B のバルーンを膨らませる
3. 両方を引っ張って小腸を縮め，A をしぼませて内視鏡をさらに進める

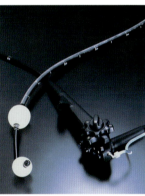

（画像提供：富士フイルムメディカル）

検査中の透視画像

内視鏡

バルーン（スコープ側）

バルーン（オーバーチューブ側）

はじめての消化器内視鏡看護 79

◆ 消化器内視鏡検査と看護

BAE の特徴

目的	●小腸疾患の有無の検索 ●大腸の挿入・治療困難例や Roux-en-Y 吻合などの術後再建腸管を有する症例での ERCP にも有用である
適応	●小腸疾患の既往患者，または疑われる患者（上・下部消化管内視鏡検査を行うも出血病変がなく小腸にその存在が疑われる，腫瘍やクローン病，小腸の狭窄が疑われる場合など）
禁忌	●上・下部消化管内視鏡検査に準ずる
おもな偶発症	●検査：出血，穿孔，急性膵炎

小腸内視鏡検査（ダブルバルーン内視鏡）の流れ

前処置
◎経口的（上部）の場合：上部消化管内視鏡検査に準じます（→ p.50）.
◎経肛門的（下部）の場合：下部消化管内視鏡検査に準じます（→ p.60）.

体位の保持
◎経口的（上部）の場合：上部消化管内視鏡検査に準じます（→ p.51）.
◎経肛門的（下部）の場合：下部消化管内視鏡検査に準じます（→ p.62）.
●いずれの場合も X 線透視下で行うため，バイタルサイン測定のための心電図シールは，透視に影響がないところに貼付します（例：両手首と片足の計 3 か所）.

検査中の看護のポイント
●検査時間が長くなることがあるため，循環・呼吸状態に注意しながら，鎮静薬，鎮痛薬を追加投与します.
●上部 DBE 時はこまめに口腔内を吸引し，誤嚥予防に努めます.
●処置中の看護のポイントについては各項目を参照してください.

検査後の観察ポイント
●生検・治療後出血による吐血，下血の有無（抗凝固薬・抗血栓薬の服用歴がある場合，休薬していても注意が必要）.
●消化管穿孔による腹痛や発熱の有無.
●空気を入れて腸管を広げるため，空気の残存による腹部膨満感の有無（経過とともに消失）.
◎セデーション下に行った場合の観察ポイントは p.44 を参照してください．

退院指導
●退院後，下血や腹痛または嘔気が持続した際は，受診するよう説明します.

消化器内視鏡検査と看護

カプセル内視鏡検査

小腸は上部や下部の内視鏡では届かないため，観察が難しい部位です．そんな小腸の疾患を観察するため，内服して腸内を撮影するカプセル内視鏡があります．

カプセル内視鏡の基礎知識

カプセル内視鏡

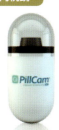
小腸用

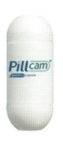
消化管通過性確認カプセル
（パテンシーカプセル）

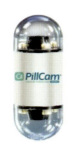
大腸用

（画像提供：コヴィディエンジャパン）

- 消化管狭窄の疑いがある被検者には，消化管開通性確認カプセル（パテンシーカプセル）で事前に消化管開通性検査を行います．開通性あり（狭窄はあるがカプセル内視鏡の通過に問題なし）と判断された場合は狭窄性病変を有する疾患（クローン病など）にも適応となります．

カプセル内視鏡の特徴

目的	●小腸・大腸疾患の有無の検索
適応	**小腸用のカプセル内視鏡** 小腸疾患の既往患者または疑われる患者 **大腸用のカプセル内視鏡** 過去の腹部手術歴や腸管癒着などで大腸内視鏡検査に苦痛がある場合
禁忌	●心臓ペースメーカーまたはほかの電子医療機器（除細動器など）が埋め込まれている患者 ●消化管狭窄や癒着，腸閉塞，瘻孔形成が疑われる患者 ●嚥下障害のある患者
偶発症	●腹痛，嘔吐 ●カプセル内視鏡による腸閉塞（イレウス）

看護のポイント

- 患者さんはカプセルを水で嚥下し，検査終了後はそのまま排泄します．
- カプセル内服後，2時間の絶飲食ののち，2時間後から飲水可能となり，4時間後から軽い食事が可能となります．
- 激しい運動は避け，腰を曲げたりかがんだりしないようにします．
- カプセルが体外に排出されるまで，MRI検査を受けたり，強い電磁波や高周波を出す機器の使用やその周辺に近づかないよう注意します（カプセル内視鏡から画像受信装置へ通信するため，電波が干渉され画像が乱れる場合があるため）．
- カプセル停滞による閉塞症状（悪心・嘔吐，腹痛，腹部膨満感など）の有無をチェックします．
- カプセルの排出を確認します．

MEMO

第 4 章

消化器内視鏡治療と看護

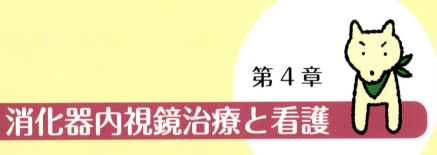

◆ 消化器内視鏡治療と看護

内視鏡的粘膜切除術

内視鏡的粘膜切除術は消化管に生じたポリープや早期のがんを切除するために行われます．治療法は病変の形態や大きさによって選択されます．
- 内視鏡的粘膜切除術：endoscopic mucosal resection（EMR）

EMRの基礎知識

ポリペクトミー

コールドポリペクトミー

- 小さなポリープに対して，高周波電流を用いないで大きな鉗子やスネアでそのまま切除します．
- 茎のない1cm以下のポリープが適応です．

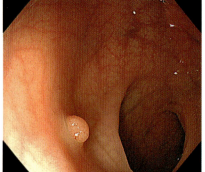

ポリペクトミー

- 病巣茎部にスネアをかけ，高周波電流によって焼灼切除します．
- 茎が長い隆起型病変が適応です．

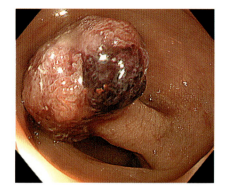

EMR

- 絞扼しにくい病変や大きく切除する際に穿孔を起こすのを防止するために，病変と筋層の間の粘膜下層へ生理食塩水などを注入し，持ち上げて人工的に隆起を形成し，切除する方法です．
- 2cm以下の大きなポリープが適応です．

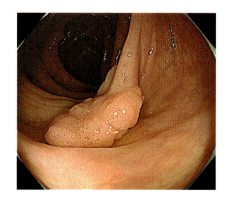

消化器内視鏡治療と看護

EMRの特徴

禁忌	●出血傾向のある場合 ●抗凝固薬や抗血小板薬を中止できない場合
おもな偶発症	出血　血圧低下，頻脈，悪心・嘔吐，腹痛，腹部膨満感，吐下血 穿孔　発熱，腹痛，腹部膨満感，悪心

EMRの看護のポイント

治療前 Point!
- 下剤の服用状況を確認し，治療できる状況になるまで排便処置を行います．
- 不安について確認し，その軽減を図ります．

治療後 Point!
- バイタルサインを測定し，経過を観察します．
- 便の性状を観察し，下血などがないか確認します．

退院後の注意事項 Point!
- 処置後3日間はシャワーのみにします．湯船につかると血行がよくなり出血の可能性があります．
- 飲酒や運動などをすると，血行がよくなり出血の可能性があるため，1週間ほどは控えます．
- 処置後に暗赤色あるいは鮮血便がある場合は，ポリープ切除部から出血している可能性があるので，受診するよう指導します．
- 発熱や腹痛，腹部膨満感，悪心などが続く場合はすぐに受診するよう指導します．

MEMO

はじめての消化器内視鏡看護　85

❖ 消化器内視鏡治療と看護

EMR の処置の実際

❶ 病変部の様子

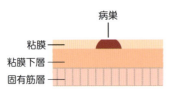

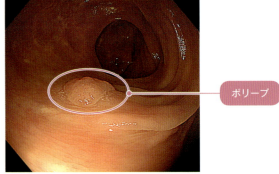

ポリープ

❷ 生理食塩水を注入する

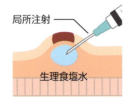

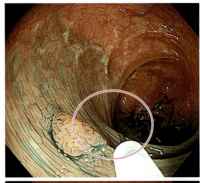

局注針で穿刺

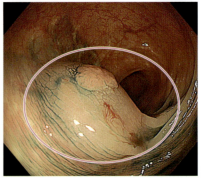

生理食塩水を局注

❸ スネアをかける

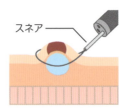

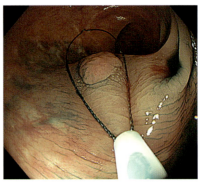

86 はじめての消化器内視鏡看護

消化器内視鏡治療と看護

❹ 切除組織を回収する

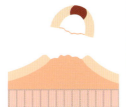
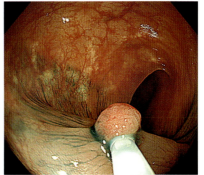

スネアでポリープを絞扼する

❺ 切除終了

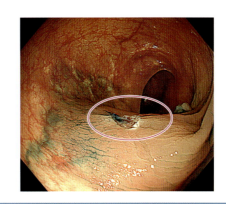

MEMO 各種スネア

◎スネアとは処置具の先端に金属の輪がついたもので，消化器に生じたポリープを切除するのに使われます．

高周波スネア
- スネアのサイズや硬さによってさまざまな種類があります．
- 通電させずにポリープを切除するコールドポリペクトミー専用のスネアもあります．

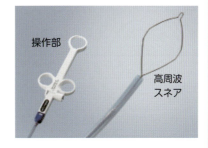

操作部　　高周波スネア

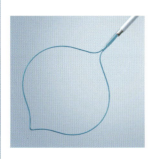

留置スネア
- ポリープの根元を絞扼するために使用します．
- 留置スネアはポリープの根元を結紮した後，結紮部をそのまま消化管内に置いてくるので，ループカッターという処置具でカットします．

（画像提供：オリンパス）

はじめての消化器内視鏡看護　87

❖ 消化器内視鏡治療と看護

内視鏡的粘膜下層剥離術

内視鏡的粘膜下層剥離術は粘膜下に生理食塩水や粘膜下注入液などを注入し，粘膜下層を剥離して病変を一括切除する方法です．

● 内視鏡的粘膜下層剥離術：endoscopic submucosal dissection（ESD）

ESDの基礎知識

ESDの特徴

目的	● 早期がんのなかでも，より早期の病変に対して行う ● 粘膜層を含めた粘膜下層まで剥離し，粘膜病変を一括切除する ● 上部消化管・下部消化管のどちらでも行われる
適応	**食道** 粘膜内（EP・LPM）に留まるがん **胃** 内視鏡的な粘膜内に留まるがん（0T1a） **大腸** 腫瘍の大きさが2〜5cmまでの一括切除が可能な腺腫または早期がん
禁忌	● 出血傾向のある場合 ● 抗凝固薬，抗血小板薬が中止できない場合 ● 全身状態が不良な場合
おもな偶発症	● 出血 ● 穿孔

MEMO がんの組織型分類

● がん細胞の組織型分類では，胃がんのほとんどが腺がんに分類されます．腺がんは細胞の特徴から大きく，分化型と未分化型に分けられます．

分化型
- 潰瘍がない病変（大きさは問わない）
- 潰瘍がある病変（3cm以下）

未分化型
- 2cm以下の潰瘍がない病変

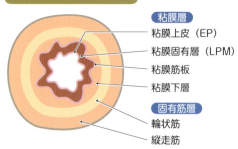

消化管の壁構造（食道）
- 粘膜層
  - 粘膜上皮（EP）
  - 粘膜固有層（LPM）
  - 粘膜筋板
  - 粘膜下層
- 固有筋層
  - 輪状筋
  - 縦走筋

消化器内視鏡治療と看護

 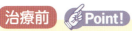 ESDの看護のポイント

治療前 Point!

- 抗凝固薬の服用の有無を確認します．
- 尿道カテーテルを挿入するため，男性患者は前立腺肥大の有無を確認する．挿入困難な場合はユリコンで対応します．
- 治療前の不安の有無を確認し，不安の軽減を図ります．

治療後 Point!

- バイタルサインを測定し，経過を観察します．
- 出血や穿孔のリスクがあるため，吐下血，血圧低下，頻脈，前胸部痛，腹痛，悪心・嘔吐などの症状の有無を観察します．
- 出血のリスクがあるため，治療後3時間はベッド上安静とします．
- 出血，穿孔の早期発見のために，治療の3時間後に採血を行い，炎症反応や貧血の所見をチェックします．
- セデーション後の最初の歩行時は転倒のリスクがあるため，必ず看護師が付き添います．

退院後の注意事項 Point!
- 術後，食事再開時に吐下血や腹痛，悪心などの出現がないか注意するよう指導します．
- 治療後は刺激物は避け，なるべく消化の良いものを摂取するよう指導します．

 ESDの処置の実際

① 染色して病変部位を特定します．

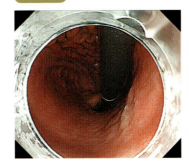
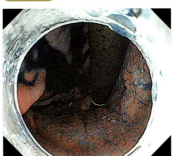

染色前　　染色後

② 切除範囲をマーキングします．

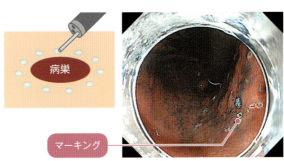

病巣　マーキング

はじめての消化器内視鏡看護　89

❖ 消化器内視鏡治療と看護

❸ 粘膜下層に局注液を注入します．

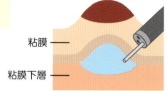
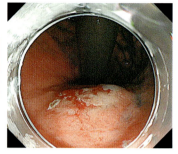

❹ 病変部位の粘膜を少しずつ剥離します．

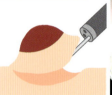
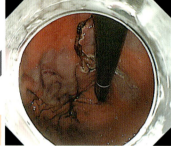
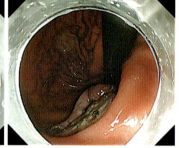

❺ 剥離後の病変部位．この後，止血鉗子やクリップなどで止血します．

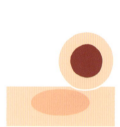
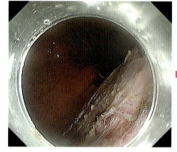

切除後の胃の表面に止血処置を施し，病変部は回収して病理検査を行います．

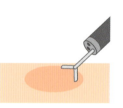

❻ 回収した病変を伸展したところ．

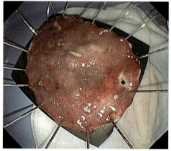
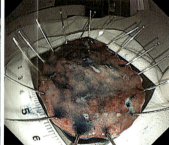

消化器内視鏡治療と看護

MEMO 高周波ナイフ

◎ ESDの際，粘膜切開や粘膜下層剥離に使用します．先端の形状から，ITナイフ系，針状系，ハサミ系の3タイプに大きく分けることができ，それぞれ特性が異なります．

ITナイフ系

ITナイフ2
- 先端にセラミックの絶縁チップがついており，先端に通電しないので，安全に使用可能です．
- ブレード部分が4mmと長いため，比較的短時間で治療を行うことができます．

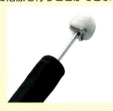
（画像提供：オリンパス）

ハサミ系

SBナイフ
- ハサミ型のナイフであり，組織を挟み込んで切除します．掴み直しが可能で，把持した部分にしか通電しないため安全です．
- ハサミ部分を回転させるのに介助者の技術が多少必要となります．

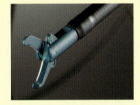
（画像提供：住友ベークライト）

針状系

フラッシュナイフ	デュアルナイフ	フックナイフ
● マーキングからプレカット，粘膜切開・剥離まで1本で行うことができます． ● すべてのナイフに送水機能がついているため，追加局注を行いながらの剥離が可能です．	● マーキングからプレカット，粘膜切開・剥離まで1本で行うことができます． ● 送水機能がついているタイプもあるため，追加局注を行いながらの剥離が可能です．	● 先端が90°屈曲しており，粘膜を引っかけて切除することができ，狭いスペースでも組織を切除することが可能です． ● フック部を回転させるのに介助者の技術が多少必要となります．
（画像提供：富士フイルムメディカル）	（画像提供：オリンパス）	（画像提供：オリンパス）

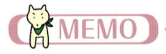

◆ 消化器内視鏡治療と看護

内視鏡的止血術

吐血や黒色便，鮮血便などから消化管内の出血が疑われるときに，内視鏡を用いて行う止血処置のことです．

 内視鏡的止血術の基礎知識

内視鏡的止血術の種類

局注法	● 純エタノール局注法 ● 高張 Na エピネフリン局注法	● 出血点周囲に薬剤を注射して止血する方法です． ● 薬剤のもつ脱水作用や血管収縮作用などによって止血します．
機械的止血法	● クリップ止血法	● 出血部位やその周辺組織を，小型のクリップで直接把持する機械的な止血法です． ● 通常，クリップは数日～数週間で自然脱落します．
	● 内視鏡的静脈瘤結紮術（EVL → p.94）	● 内視鏡先端に装着した小さな結紮バンド（O リング）で静脈瘤などを結紮して血流を阻害する止血法．
熱凝固法	● ヒータープローブ法 ● 高周波止血鉗子法	● 出血に処置具を当て，発生する熱で組織を凝固止血します．
	● アルゴンプラズマ凝固止血法（APC → p.17）	● 特殊なアプリケータからプラズマビームを発生させ，出血部位を焼灼して凝固止血します．
薬剤散布法	● トロンビン散布法 ● フィブリン糊散布法 ● アルギン酸ナトリウム散布法	● 出血部周辺に薬剤を散布・噴霧し，薬理作用やコーティング作用によって止血する方法です．

内視鏡的止血術の特徴

目的
● 内視鏡的に行う食道・胃静脈瘤，胃潰瘍，十二指腸潰瘍，大腸憩室出血などの出血部位の止血処置

適応
● 潰瘍からの出血には高周波凝固法やクリップ止血法
● 血管拡張症による出血にはアルゴンプラズマ凝固止血法（APC）
● 静脈瘤による出血には内視鏡的静脈瘤結紮術（EVL）　　が選択されることが多い

禁忌
● バイタルサインが安定しない状態

おもな偶発症
● 再出血
● 穿孔

消化器内視鏡治療と看護

内視鏡的止血術の看護のポイント

治療前 Point!

- 出血性ショックを起こす可能性が高いため，バイタルサインや吐血・下血がないかといった全身状態の観察が重要です．

治療後 Point!

- バイタルサインを測定し経過を観察します．
- 術後，再出血のリスクが高く出血性ショックを起こす可能性があるため，全身状態の観察を慎重に行います．
- 患者さんに絶飲食や食事制限の必要性を説明します．

退院後の注意事項 Point!
- 退院後に腹痛，下血，血便（便に血が混ざる，黒い便が出る）吐血などの症状が出た場合は，医療機関に相談するよう指導します．
- 治療後は刺激物を避け，なるべく消化のよいものを摂取するよう指導します．

クリップ止血法の処置の実際 (→ p.19)

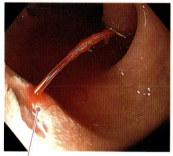
露出血管
❶ EMR後，潰瘍の辺縁から動脈性の出血を認めます．

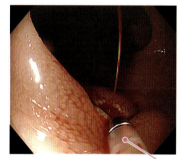
❷ クリップにて止血します．

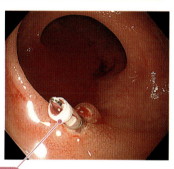
クリップ
❸ 止血部を洗浄し，止血できていることを確認します．

◆ 消化器内視鏡治療と看護

内視鏡的静脈瘤結紮術

内視鏡的静脈瘤結紮術は硬化術（EIS → p.98）と比べて手技が簡便で，硬化剤による合併症の可能性も少ないことから，緊急時などに第一選択となりやすい処置です．
● 内視鏡的静脈瘤結紮術：endoscopic variceal ligation（EVL）

EVL の基礎知識

EVL の特徴

目的	● 内視鏡の先端に結紮バンド（O リング）などを装着し，静脈瘤を機械的に結紮する方法
適応	● 静脈破裂を起こしている緊急時の止血 ● 出血した既往のある静脈瘤をもつ患者の再出血予防 ● 出血の危険性の高い静脈瘤をもつ患者の静脈瘤出血を未然に防ぐ
禁忌	● 高度肝硬変（CHILD 分類 C）の場合 ● 播種性血管内凝固症候群（Disseminated intravascular coagulation：DIC）の場合：出血しやすいため ● 末期がん患者：EVL の治療効果が，原疾患の自然経過を上回ると判断される場合以外は適応とならないため ● 吐血時の緊急内視鏡検査：原則として禁忌ではないが，全身状態が著しく不良で内視鏡的止血操作に耐えられないような場合は，バルーン圧迫法で一時的に止血し，全身状態が改善してから改めて結紮術を行う場合もある
おもな偶発症	● 術後出血：O リング脱落による出血 ● 食道損傷：オーバーチューブによる食道損傷 ● 食道潰瘍：結紮部の潰瘍形成 ● 食道裂孔：結紮部の裂孔 ● 誤嚥性肺炎：処置に伴い誤嚥を起こす（EIS も同じ→ p.98）

MEMO　O リング

● デバイスの先端にゴムでできた O リングを装着し，シリンジによる圧によって O リングを押し出すことで静脈瘤を結紮します．

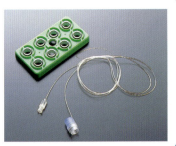

（画像提供：住友ベークライト）

用語解説

静脈瘤

● 食道・胃静脈瘤とは，肝硬変などに伴う門脈圧の亢進によって門脈と大循環系の間に側副血行路ができます．それが発達すると，食道や胃の粘膜下の静脈が蛇行・拡張し，瘤状に隆起した状態になります．これが食道・胃静脈瘤です．破裂すると大量出血を起こすので，破裂させないことが重要です．

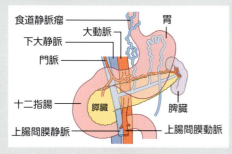
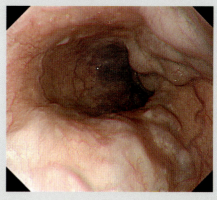

EVL の看護のポイント

治療前 Point!

● 抗凝固薬の服用の有無を確認します．
● 治療前の不安の有無を確認し，不安の軽減を図ります．

治療後 Point!

● 鎮静薬を使用した治療のため，帰室時に意識レベルを確認します．
● バイタルサインを測定し，経過を観察します．
● 食道損傷，食道潰瘍，食道裂孔の有無：咽頭痛，嚥下痛，胸痛，悪心・嘔吐，吐血，下血（黒色便）などがないか確認します．
● 誤嚥性肺炎の有無：呼吸音，呼吸困難感を確認します．
● 血液データやX線所見を確認します．

❖ 消化器内視鏡治療と看護

離床〜退院時

◎食事開始前
- 食事開始前に血液データとX線所見を確認し，合併症がないことを確認します．

◎食事再開時
- 食事再開時は，治療前の食事形態になるまで病院食以外の食事は摂取禁止であることを説明します．
- 食事開始時，絶食から一気に治療前の食事形態にするのではなく，流動食→3分粥→5分粥→全粥など，段階を踏んで徐々に変更します（食道損傷，食道潰瘍，食道裂孔，出血などを予防するため）．

退院後の注意事項

◎食事指導
- 治療による内的圧迫に加え食事による刺激や圧迫が破裂を助長するため，硬い食べ物，魚骨，香辛料などの刺激の強い食べ物，熱湯（熱いお茶など），タバコ・アルコールなどは控えます．
- 柔らかい食べ物でも1回に食道を通る量が多くなりすぎないよう指導します．

◎活動制限
- 血圧上昇によって破裂のリスクが高くなるため，重労働や過度な運動は避けます．

◎排便コントロール
- 努責によって血圧が上昇すると静脈瘤破裂のリスクが高まるため，便秘や排便困難な状況にならないよう，適度な運動や下剤内服でコントロールします．

◎服薬管理
- 食道・胃静脈瘤は肝硬変などの原疾患に起因しており，原疾患の悪化に伴って破裂のリスクが高まるため，内服管理を徹底します．

◎定期受診の必要性
- 異常の早期発見のため，定期的に内視鏡検査を受けるよう指導します．

MEMO

消化器内視鏡治療と看護

EVL の処置の実際

❶ 下部食道に 2 条の静脈瘤を認めます．

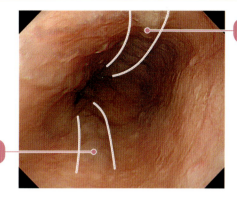

❷ 内視鏡に EVL デバイスを装着し，デバイスの先端に結紮バンド（O リング）を装着します．

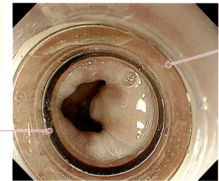

❸ 静脈瘤を吸引し，デバイス内に引き込み，O リングをリリースします．

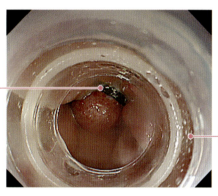

❹ EVL 後，5 日後
EVL 後，5 日程度経過すると，結紮部が潰瘍となり，静脈瘤が消退しているのがわかります．

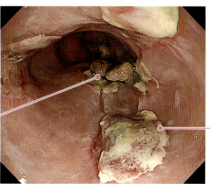

第 4 章

はじめての消化器内視鏡看護 97

◆ 消化器内視鏡治療と看護

内視鏡的静脈瘤硬化術

内視鏡的静脈瘤硬化術は，静脈瘤またはその周辺に硬化剤を注入し，静脈瘤を閉塞する治療法です．静脈瘤結紮術と比べると手技的な熟練を要しますが，再発予防効果は優れています．

● 内視鏡的静脈瘤硬化術：endoscopic injection sclerotherapy（EIS）

EIS の基礎知識

EIS の特徴

目的	● 内視鏡下で食道・胃静脈瘤内または静脈瘤周辺，または両方に硬化剤を注入し，破裂時の止血もしくは破裂予防を行う
適応	● EVL を参照（→ p.94） ● ただし，高度肝障害，高度腎機能低下例や硬化剤・造影剤アレルギーのある患者さんでは EVL を選択する
禁忌	● 高度肝機能低下の患者（CHILD 分類 C）の場合 ● 高度の低アルブミン血症（2.5g/dL 以下）の場合：腎機能障害を起こしやすい ● 高度腎機能不良の場合：硬化剤の影響によって，腎機能がさらに悪化する可能性があるため ● 高度の血小板血症（2万個/μL 以下）の場合：血栓が形成されやすく合併症を起こしやすいため ● 全身の出血傾向（DIC）がある場合 ● 末期がん患者：EIS の治療効果が原疾患の自然経過を上回ると判断される場合以外は，適応とならない
おもな偶発症	● 食道穿孔 ● 腎機能障害（腎不全）：硬化剤の影響によって大量の溶血を起こすことがある．ヘモグロビンは腎臓の糸球体を通過した後，尿細管上皮細胞に取り込まれ，ヘムとグロビンに分解され，ヘムが腎毒性を起こす（当院ではハプトグロビンを用意しておき，血管内に硬化剤が入ればすぐに投与できるようにしている） ● 術後出血・ショック：止血不全があると出血性ショックを起こすことがある ● 肺塞栓，門脈血栓：硬化剤が肺や門脈の末梢血管に至り塞栓することがある ● 肝機能障害（肝不全）：門脈への血流が減少するため，肝機能低下が起こる可能性がある ● 誤嚥性肺炎：表面麻酔の影響によって唾液が垂れ込みやすく，誤嚥する危険性が高まる

EIS の種類

● 注入法には，血栓による供血路の閉鎖を目的とした EO 法（モノエタノールアミンを使用した血管内注入法）や，線維化による再血管の消失を目指す AS 法（1％エトキシスクレロールを使用した血管外注入法），2剤を組み合わせた EO ＋ AS 法（血管内外注入法）などがあります．
● EVL に比べて再出血率が低い傾向にあります．

消化器内視鏡治療と看護

 EISの看護のポイント

治療前

- 抗凝固薬の服用の有無を確認します．
- 治療前の不安の有無を確認し，不安の軽減を図ります．

治療後

- 鎮静薬を使用した治療のため，帰室時に意識レベルを確認します．
- バイタルサインを測定し，経過を観察します．
- 食道損傷，食道潰瘍，食道裂孔の有無：咽頭痛，嚥下痛，胸痛，悪心・嘔吐，吐血，下血（黒色便）などがないか確認します．
- 誤嚥性肺炎の有無：呼吸音，呼吸困難感を確認します．
- 血液データやX線所見を確認します．
- 腎機能障害の有無：眼瞼浮腫，上下肢浮腫，尿量減少の有無を観察します．
- 肺塞栓の有無：呼吸困難感，呼吸音，門脈血栓の有無を観察します．
- 肝機能障害の有無：黄疸，倦怠感，掻痒感，羽ばたき振戦，胸腹水貯留，浮腫の有無を観察します．

離床〜退院時

◎**食事開始前**
- 食事開始前に血液データとX線所見を確認し，合併症がないことを確認します．

◎**食事再開時**
- 食事再開時は，治療前の食事形態になるまで病院食以外の食事は摂取禁止であることを説明します．
- 食事開始時，絶食から一気に治療前の食事形態にするのではなく，流動食→3分粥→5分粥→全粥など，段階を踏んで徐々に変更します．

食道損傷，食道潰瘍，食道穿孔，出血などを予防するため

退院後の注意事項

◎**食事指導**
- 治療による内的圧迫に加え食事による刺激や圧迫が破裂を助長するため，硬い食べ物，魚骨，香辛料などの刺激の強い食べ物，熱湯（熱いお茶など），タバコ・アルコールなどは控えます．
- 柔らかい食べ物でも1回に食道を通る量が多くなりすぎないよう指導します．

◎**活動制限**
- 血圧上昇によって破裂のリスクが高くなるため，重労働や過度な運動は避けます．

◎**排便コントロール**
- 怒責によって血圧が上昇すると静脈瘤破裂のリスクが高まるため，便秘や排便困難な状況にならないよう，適度な運動や下剤内服でコントロールします．

◎**服薬管理**
- 食道・胃静脈瘤は肝硬変などの原疾患に起因しており，原疾患の悪化に伴って破裂のリスクが高まるため，治療を徹底します．

❖ 消化器内視鏡治療と看護

EISの処置の実際

① 治療前：下部食道に2条の静脈瘤を認めます．

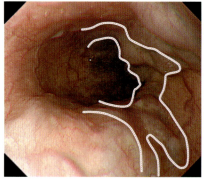

② 穿刺針で静脈を穿刺し，血液の逆流を確認してから硬化剤を注入します．

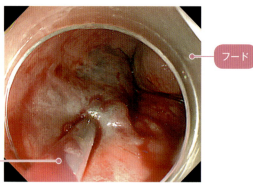

フード
局注針

③ 静脈瘤以外に硬化剤が流れないかどうかX線透視下に観察しながら硬化剤を注入します．

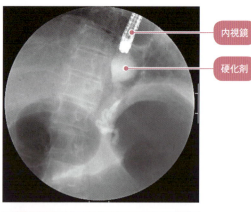

内視鏡
硬化剤

④ 治療後：静脈瘤が消退しているのが確認できます．

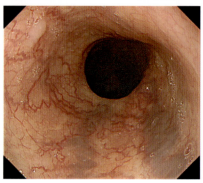

消化器内視鏡治療と看護

MEMO 局注針とフード

局注針

- 止血処置や食道静脈瘤に対する硬化療法，内視鏡的粘膜切除術（EMR → p.84），内視鏡的粘膜下層剝離術（ESD → p.88）などのときに，消化管壁内に薬液を注入するのに使用します．

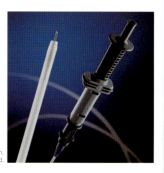

© 2019 Boston Scientific Corporation.
All rights reserved.

各種フード

- 用途に応じて透明なものとそうでないものがあります．

先端フード（黒）

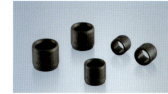

黒フードは拡大観察の際の視野確保のため内視鏡の先端に装着する．

（画像提供：オリンパス）

先端フード（透明）

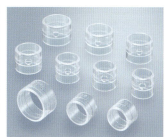

透明フードは処置の際の視野確保のため内視鏡の先端に装着する．

MEMO 砕石処置具 （→ p.106）

バスケットカテーテル

- バスケット内に結石を収容した後に結石を掻き出します．

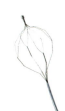

バルーンカテーテル

- バルーンを膨らませ，造影しながら結石や泥を掻き出します．

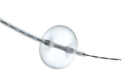

（画像提供：オリンパス）

はじめての消化器内視鏡看護　101

◆ 消化器内視鏡治療と看護

バルーン拡張術

バルーン拡張術とは，消化管拡張用バルーンをガイドワイヤーなどを使って消化管の狭窄部まで送り込んで膨らませ，狭窄部の改善を図る治療法です．

 バルーン拡張術の基礎知識

バルーン拡張術の特徴

目的	●腫瘍や炎症などによる狭窄や内視鏡治療後の狭窄に対して，内視鏡下にバルーンを用いて狭窄部を拡張する
適応	**良性疾患** 逆流性食道炎，食道アカラシア，腐食性食道炎，クローン病による食道狭窄 **悪性疾患** 消化管（食道，胃，大腸）がん **治療に伴う狭窄** 内視鏡治療後や消化管術後の吻合部狭窄など
禁忌	●狭窄部に瘻孔や潰瘍がある場合
おもな偶発症	●出血　●疼痛　●消化管穿孔，裂傷　●穿孔に伴う感染

 バルーン拡張術の看護のポイント

治療前
- 抗凝固薬の服用の有無を確認します．
- 治療前の不安の有無を確認し，不安の軽減を図ります．

治療後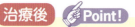
- バイタルサインを測定し，経過を観察します．
- 出血（吐血・下血）の有無・量を観察します．
- 治療部の疼痛の有無を確認します
    食道：咽頭痛，胸痛
    胃・大腸：腹痛，腹部膨満感，腹部緊満
- 悪心・嘔吐の有無を確認します．
- 呼吸困難感の有無，酸素飽和度を観察します．
- 血液データ，X線所見を確認します．

退院時の注意事項
- 食事摂取時は硬いものや刺激物は控え，よく噛むよう説明します．
- 調理時は細かくするように指導します．
- ◎異常の早期発見のために定期的な受診をうながします
- バルーン拡張術を行った部位の疼痛や違和感が増強したときや食後などに治療部位が閉塞した場合は内視鏡で閉塞を除去する必要があるため，速やかに受診するように説明します．

◎閉塞した場合の自覚症状
食道：嘔吐，胸部違和感
大腸：腹満感，便秘

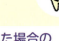

消化器内視鏡治療と看護

バルーン拡張術の処置の実際

❶ 腫瘍による狭窄を認めます．

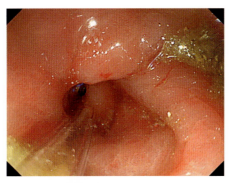

❷ ガイドワイヤーに拡張バルーンを沿わせて挿入し，バルーンを拡張させます．

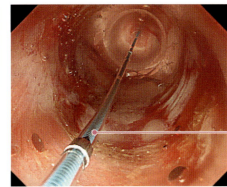

ガイドワイヤー

❸ 拡張中のX線画像

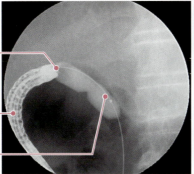
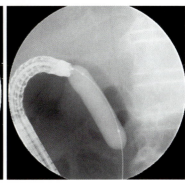

バルーン
内視鏡
ガイドワイヤー

バルーンを拡張しながら，患部を特定している

患部をバルーンで拡張し，閉塞が解消された

MEMO　消化管拡張バルーン

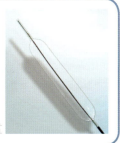

- 消化管狭窄に対して，バルーンを膨らませることで狭窄部を拡張します．狭窄の度合いに応じてバルーンのサイズを選択します．

© 2019 Boston Scientific Corporation. All rights reserved.

はじめての消化器内視鏡看護

◆ 消化器内視鏡治療と看護

ステント留置術

ステント留置術は食道閉塞に対して広く行われてきましたが，その対象は胃や十二指腸，大腸へと拡大してきています．

 ## ステント留置術の基礎知識

ステント留置術の特徴

目的	●悪性腫瘍による狭窄部位に金属ステントなどを留置し，通過障害の改善を図る
適応	●悪性腫瘍による消化管閉塞をきたしている患者
禁忌	●出血傾向の患者 ●全身状態不良の患者 ●放射線療法，化学療法中の患者
おもな偶発症	●穿孔　●疼痛　●ステント逸脱

 ## ステント留置術の看護のポイント

治療前 Point!

- 抗凝固薬の服用の有無を確認します．
- 治療前の不安の有無を確認し，不安の軽減を図ります．

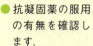

治療後 Point!

- バイタルサインを測定し，経過を観察します．
- 出血（吐血・下血）の有無・量を観察します．
- 悪心・嘔吐の有無を確認します．
- 呼吸困難感の有無，酸素飽和度を観察します．
- 翌日および3日目にX線撮影し，ステントの拡張や逸脱がないかチェックします．

食道・胃・十二指腸留置の場合
ステント留置後は徐々に食形態を戻していくため，食事摂取状況や痛みの状況を確認します．

大腸留置の場合 ステント留置後の排便状態や腹痛，腹部膨満感の有無を観察します．

退院後の注意点 Point!

◎ 定期的な受診の必要性を指導します

- ステント留置術を行った部位の疼痛や違和感が増強したときは，早めに受診するように説明します．
- 食後などに治療部位が閉塞した場合は，内視鏡で閉塞を除去する必要があるため，すみやかに受診するように説明します．

消化器内視鏡治療と看護

ステント留置術の処置の実際

❶ X線撮影などで狭窄部位を確認します．

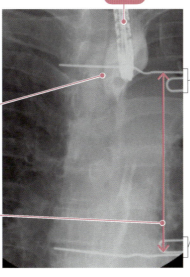
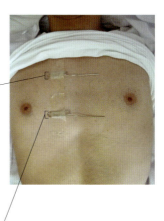

内視鏡

クリップなどを使用して狭窄部位をマーキングします

中部食道に10cmの狭窄あり

❷ ステント挿入後の内視鏡画像と X 線画像．

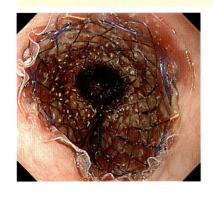
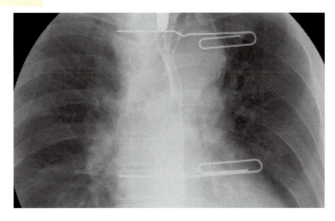

MEMO　メタリックステント

- 消化管狭窄部に挿入し，みずから拡張することで消化管の狭窄症状を改善させます．食道用，胃・十二指腸用，大腸用のものがあります．
- スコープの鉗子チャンネルを通して挿入できるものをスルー・ザ・スコープ（TTS），ガイドワイヤーを通して挿入するものをオーバー・ザ・ワイヤー（OTW）といいます．

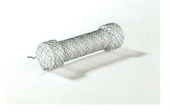

© 2019 Boston Scientific Corporation. All rights reserved.

はじめての消化器内視鏡看護　105

❖ 消化器内視鏡治療と看護

内視鏡的胆管結石除去術

胆道閉塞の原因として最も頻度が高いのは胆管結石です．胆道結石とは胆汁の構成成分によって胆道内に形成された結石をいいます．総胆管内のものを総胆管結石，肝内胆管内のものを肝内結石といいます．胆嚢内の結石が出てくることもあります．

内視鏡的胆管結石除去術の基礎知識

内視鏡的胆管結石除去術の特徴

目的	●内視鏡的乳頭括約筋切開術（EST）や内視鏡的乳頭バルーン拡張術（EPBD）で胆管の出口を広げた後，結石除去用のバスケット鉗子やバルーン鉗子などの専用処置具を胆管内に挿入して，結石を除去する
適応	●総胆管結石のある場合
禁忌	●内視鏡検査を施行するのが困難な場合 ●著明な出血傾向がある場合
おもな偶発症	●ERCPに同じ（→p.74） ●穿孔（胆管・十二指腸）：膿瘍形成や重篤な腹膜炎・後腹膜炎を発症することがある． ●EST後出血：処置後数日してから起こることもある．基本的には十二指腸潰瘍と同じ症状だが，十二指腸潰瘍の好発部位である球部よりも肛門側のため吐血しないことも多い．下血としての症状が多い ●胆管炎　●膵炎

内視鏡的胆管結石除去術の看護のポイント

治療前
- 抗凝固薬の服用の有無を確認します．
- 治療前の不安の有無を確認し，不安の軽減を図ります．

治療後

- バイタルサインを測定し，経過を観察します．
- 皮膚や眼球黄染を観察：黄染が軽減しているかどうか．
- 急性膵炎がないかを観察：心窩部痛・圧痛，悪心，嘔吐，発熱，筋性防御，腸蠕動低下，呼吸不全，ショック，尿量減少，アミラーゼ値上昇（検査データ）．
- 穿孔（胆管・十二指腸）がないかを観察：腹痛，背部痛・腰痛，悪心・嘔吐，発熱．
- EST後出血がないかを観察：血圧低下，ショック，胃部不快感，腹痛，悪心・嘔吐，下血．
- 胆管炎，膵炎がないかを観察：発熱，腹痛，悪心・嘔吐，肝胆道系酵素・炎症所見上昇（検査データ）．

退院後の注意事項
◎食事指導

- 食事が不規則になると胆汁の排泄も不規則になり胆汁がたまりやすくなるため，1日3回，規則正しい食生活を心がけます．

- 脂肪分が多いと消化のために過剰な胆汁が排泄され，胆汁うっ滞の原因になるため，脂肪分は控えるようにします．
- アルコール類，香辛料，炭酸飲料，カフェイン類などは胆囊を収縮させ，胆石などが残存している場合は疼痛が生じる可能性があるため，こうした刺激の強い食品は控えます．

◎異常時の早期受診や定期受診の必要性の指導
- 定期的な外来受診によって，CTや腹部エコー検査で症状の観察，異常時の早期発見を行います．
- 胆管炎や閉塞性黄疸が重篤な場合，死に至ることがあるため，異常を感じたときはそのままにせず，すぐに受診するよう指導します．

内視鏡的胆管結石除去術の処置の実際

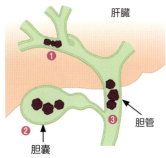

胆石症の発生頻度
❶肝内結石（約1〜2%）
❷胆囊結石（約75〜80%）
❸総胆管結石（約15〜20%）

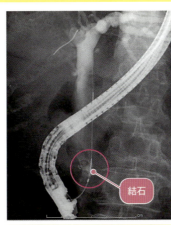

❶胆管造影にて結石を確認する．

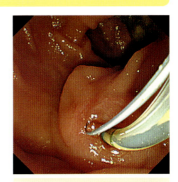

❷ESTナイフで十二指腸乳頭部を切開する．

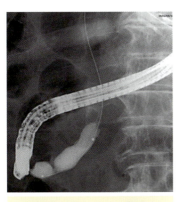

❸EPBDバルーンで乳頭を拡大する．

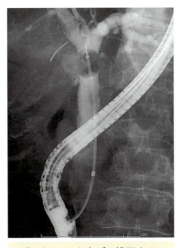

❹バルーンを広げて排石する．

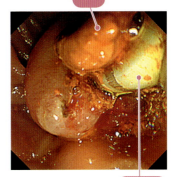

◎砕石処置具についてはp.101を参照

◆ 消化器内視鏡治療と看護

内視鏡的胆道ドレナージ術・内視鏡的乳頭括約筋切開術

内視鏡的逆行性膵管胆造影検査（ERCP → p.74）に続けて，ドレナージ術や乳頭切開といった処置が行われることが少なくありません．
- 内視鏡的胆道ドレナージ：endoscopic biliary drainage（EBD）
- 内視鏡的経鼻胆管ドレナージ：endoscopic naso-biliary drainage（ENBD）
- 内視鏡的乳頭括約筋切開術：endoscopic sphincterotomy（EST）

EBD・ENBD・EST の基礎知識

内視鏡的胆道ドレナージ（EBD）

Point!
- 胆道閉塞に対して，胆管にステントを留置して胆汁を十二指腸に排泄する内瘻術のことです．
- ステントにはプラスチック製と金属製があります．

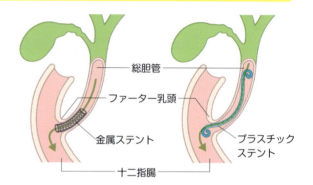

総胆管／ファーター乳頭／金属ステント／プラスチックステント／十二指腸

内視鏡的経鼻胆管ドレナージ（ENBD）

Point!
- 胆管内に留置したチューブを，胆管→十二指腸→胃→食道→鼻腔へと誘導し，経鼻的に胆汁を体外に排泄する外瘻術のことです．

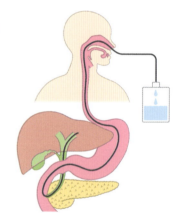

内視鏡的乳頭切開術（EST）

Point!
- 内視鏡下に高周波電気メスを用いて十二指腸乳頭括約筋を切開する処置です．ステント留置時や採石術などの前処置として行います．

EST ナイフ

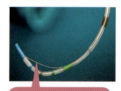

ブレード（弓の弦のように張り，高周波電流を流して切開する）

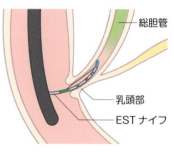

総胆管／乳頭部／EST ナイフ

© 2019 Boston Scientific Corporation. All rights reserved.

消化器内視鏡治療と看護

EBD・ENBD・EST の特徴

目的	●胆道の閉塞・狭窄を解除して胆汁のうっ滞を解除する目的で，内視鏡的逆行性膵管胆管造影（ERCP）にひき続き行われる
適応	●膵臓疾患：膵臓がん，嚢胞性疾患，慢性膵炎など ●胆道疾患：胆管がん，胆嚢がん，胆道結石症，胆管狭窄など ●乳頭部疾患：乳頭部がん，乳頭機能不全症など ●胆管の閉塞による黄疸（閉塞性黄疸）を放置すると，胆管炎を併発し，敗血症や DIC などの重篤な状態になる危険性がある
禁忌	●胆管結石を伴わない急性膵炎の急性期 ●慢性膵炎の増悪期 ●全身状態が著しく不良な場合 ●造影剤過敏症（アナフィラキシーショック） ●著明な出血傾向がある患者　　　要注意　●上部消化管狭窄　●胃全摘出後
おもな偶発症	● ERCP に同じ（→ p.74） ●穿孔（胆管・十二指腸）：膿瘍形成や重篤な腹膜炎・後腹膜炎を発症することもある ● EST 後出血：処置後数日経過してから起こることもある．基本的には十二指腸潰瘍と同じ症状だが，十二指腸潰瘍の好発部位である球部よりも肛門側のため吐血しないことが多い ●ステント逸脱 ●胆管炎

 看護のポイント

 治療前 Point!

●抗凝固薬の服用の有無を確認します．
●治療前の不安の有無を確認し，不安の軽減を図ります．

 治療後 Point!

●バイタルサインを測定し，経過を観察します．
●黄疸が軽減しているかどうか：皮膚や眼球の黄染の状態．
●急性膵炎がないかを観察：心窩部痛・圧痛，悪心，嘔吐，発熱，筋性防御，腸蠕動低下，呼吸不全，ショック，尿量減少，アミラーゼ値上昇（検査データ）．
●穿孔（胆管・十二指腸）がないかを観察：腹痛，背部痛・腰痛，悪心・嘔吐，発熱．
● EST 後出血がないかを観察：血圧低下，ショック，胃部不快感，腹痛，悪心・嘔吐，下血．
●胆管炎がないかを観察：発熱，腹痛，悪心・嘔吐，肝胆道系酵素・炎症所見上昇（検査データ）．

◆ 消化器内視鏡治療と看護

ENBDチューブの固定方法

- チューブが抜けないように鼻と頬部にテープで固定します．
- 歩行時や移動時，チューブが抜けないようにゆとりを持たせた状態を保つよう説明します．
- 刺入部側の鼻孔部をチューブで長時間圧迫すると褥瘡を発生する可能性があるため，定期的にテープを貼り換えます．
- テープ貼り換え時，同じ位置にテープを貼付すると皮膚トラブルの原因となるため，少しずつ位置をずらします．
- 体内でチューブがずれ，脱落していることがあるため，排液の性状と量を毎日観察し，色の性状の変化や量が極端に少ないときは医師に報告します．

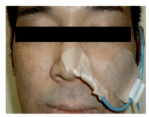
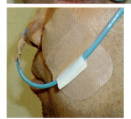

チューブ固定の実際

ENBDチューブ留置時の観察のポイント

- [ ] 排液の量・性状
- [ ] チューブのズレや折れ・屈曲がないか
- [ ] 鼻孔部の褥瘡の有無
- [ ] テープかぶれなど皮膚状態観察
- 腹部症状や検査値の異常（肝胆道系酵素・炎症値）があればすぐに医師に連絡し，指示をあおぎます．

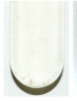

排液の性状

膵液　　感染胆汁

退院後の注意事項 Point!

◎食事指導
- 食事が不規則になると胆汁の排泄も不規則になり胆汁がたまりやすくなるため，1日3回，規則正しい食生活を心がけます．
- 脂肪分が多いと消化のために過剰な胆汁が排泄され胆汁うっ滞の要因になるため，脂肪分は控えるようにします．
- アルコール類，香辛料，炭酸飲料，カフェイン類などは胆嚢を収縮させ，胆石などが残存している場合は疼痛が生じる可能性があるため，こうした刺激の強い食品は控えます．

◎定期受診の遵守
- 定期的な外来受診によって，CTや超音波エコー検査を受け，症状の観察，異常時の早期発見を行います．

◎異常時の早期受診
- 急性膵炎や閉塞性黄疸が重篤な場合，死に至ることがあるため，異常を感じたときはそのままにせず，すぐに受診します．

経皮内視鏡的胃瘻造設術

経皮内視鏡的胃瘻造設術は腹壁と胃内腔に瘻孔をつくり，栄養投与のためのチューブを留置する処置です．高齢化や在宅医療の推進を背景に，急速に広まっています．
- 経皮内視鏡的胃瘻造設術：percutaneus endoscopic gastrostomy（PEG）

PEGの基礎知識

PEGの特徴

目的	● 内視鏡的に腹壁と胃壁の間に瘻孔を形成する治療で，留置したチューブから栄養剤の注入や胃内の減圧ができる ● 経鼻胃管栄養や中心静脈栄養に比べ，管理が容易
適応	◎**口から食事摂取が困難な場合** ● 脳血管疾患，認知症，神経筋疾患，頭部・顔面外傷などのための摂食困難な場合 ● 咽頭や喉頭，食道，胃噴門部狭窄による通過障害など ◎**誤嚥性肺炎を繰り返す場合** ● 摂食できてもしばしば誤嚥する例，経鼻胃管留置に伴う誤嚥 ◎**減圧目的** ● 幽門狭窄や上部小腸閉塞
禁忌	◎**内視鏡が通過困難な場合** ● 咽頭や喉頭，食道，胃噴門部が狭窄している場合 ◎**PEG造設が困難・危険な場合** ● 極度の肥満，著明な肝腫大，胃の腫瘍性病変，胃手術の既往，大量の腹水貯留，高度の出血傾向，全身状態不良な場合 ◎**その他** ● 生命予後不良，患者さんや家族の協力が得られない場合
おもな偶発症	◎**治療中** ● 誤穿刺：胃以外の大腸や肝臓に穿刺針などが刺さること．腹膜炎にならない限り抗菌薬投与などを行いながら造設処置を続ける ◎**治療中〜後** ● 出血　● 腹膜炎 ● 創感染　● カテーテル脱落 ● 気腹による腹膜刺激症状：送気しながら内視鏡治療を行うので生じやすいが，病的所見ではないため腹膜刺激症状がなければ処置は不要 ◎**治療後〜長期留置時** ● 瘻孔周囲のびらん：カテーテルによる皮膚の圧迫や胃液・栄養剤の漏出に伴って生じる．瘻孔からの栄養剤や胃液の漏出が起こる原因としては，胃内圧が高い，胃排出機能低下，注入速度が速すぎる，瘻孔の拡大などが挙げられる ● 肉芽形成 ● バンパー埋没症候群：バンパーによる胃壁の圧迫壊死によって起こる．内視鏡にて確認後，再造設が必要

> **用語解説**
> **腹膜刺激症状**
> ● 腹膜に細菌感染，外傷，化学的刺激などが加わったときにみられる症状で，圧痛，筋性防御，反跳圧痛などの徴候をいう．

❖ 消化器内視鏡治療と看護

胃瘻の種類

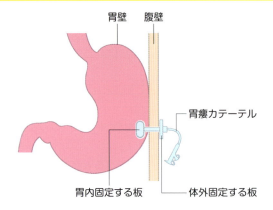

胃瘻カテーテルの種類

体外固定板 胃内固定板	ボタン型 ●長所 ・目立たず動作の邪魔にならないので，自己抜去がほとんどない． ・栄養剤の通過する距離が短いので，カテーテルの汚染が少ない． ・逆流防止機能がある． ●短所 ・指先でボタンを開閉しづらい場合がある．	チューブ型 ●長所 ・投与時の栄養チューブとの接続が容易である． ●短所 ・露出したチューブが邪魔になり，自己抜去しやすい． ・チューブ内の汚染が起きやすい．
バルーン型 ●長所 ・バルーン内の蒸留水を抜いて挿入・抜去するので，交換が容易である． ●短所 ・バルーンが破裂することがあり，短期間で交換になることがある．		
バンパー型 ●長所 ・カテーテルが抜けにくく，交換までの期間が長い． ●短所 ・交換時に痛みや圧迫感を生じる．		

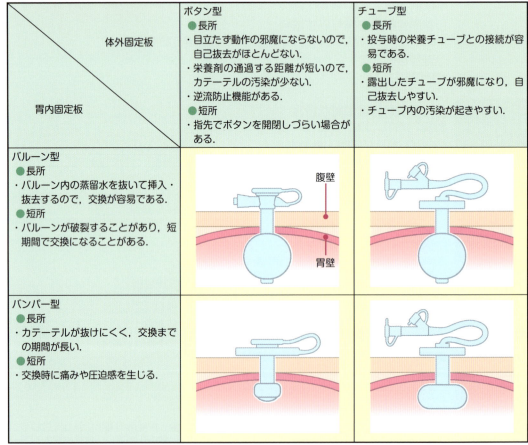

NPO法人PDN．胃ろう手帳．東京，NPO法人PDN，2014，36p．より作成

消化器内視鏡治療と看護

 PEGの看護のポイント

治療前

- 抗凝固薬の服用の有無を確認します．
- 治療前の不安の有無を確認し，不安の軽減を図ります．

治療後

- 使用したPEGの種類を術者に確認します．
- バイタルサインを測定し，経過を観察します．
- 創部の状態を観察します．出血や疼痛，発赤，腫脹などがないかを観察します．
- 腹痛（腹膜炎症状）や腹部膨満感（気腹）などがないかを観察します．
- 誤嚥性肺炎の有無を観察するため，呼吸音を観察します．
- PEGの留置状況（軽く牽引し抜けないか）や回転状況（バンパー埋没症候群の早期発見）を確認します．
- PEG周囲にガーゼが当たった状態で帰室するため，ガーゼ汚染の状況を確認し，出血量が多い場合は医師に報告します．
- 創部の状況を観察し，異常があれば医師に相談します．
- 帰室後から数日後までは感染予防のために抗菌薬を投与します．

◎観察項目
- 出血
- 皮膚の発赤・腫脹・びらん
- 潰瘍形成

治療1日目〜退院時

- バンパー埋没症候群予防のために，1日1回以上PEGを回転させます．
- 創部を洗浄する際はよく泡立てた石けんで優しく洗浄し，しっかり水分をふき取ったうえでガーゼを当てます．

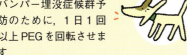

退院後の注意事項

- チューブ使用後は必ず洗浄し，清潔を保つように指導します．
- PEGは約半年ごとに定期交換が必要になることを説明し，必ず決められた日に受診するよう説明します．
- 発熱やPEG周囲のスキントラブル，消化器症状，カテーテル閉塞時はすぐに医療機関に相談するように伝えます．

これも覚えておこう！ バンパー埋没症候群

- バンパー埋没症候群とは，胃瘻カテーテルの胃内固定板が胃壁瘻孔内に埋没することで生じます．
- 原因としては，内外の固定板を強く締め付けたり，ガーゼなどによる過度の固定，肥満や腹水による腹壁厚の増加などが挙げられます．それらの締め付けが一定期間持続して生じます．
- 胃瘻カテーテルは，抵抗なく，なめらかに動く（回る）のが正常な状態です．

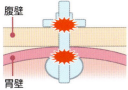

栄養状態改善などによるストッパーと皮膚・胃粘膜の圧迫から血流障害が発生

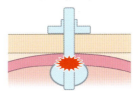

バンパーの埋没の発生

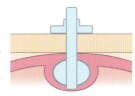

バンパー埋没症候群の完成

小川滋彦監修．"バンパー埋没症候群"．PEGのトラブルAtoZ．東京，NPO法人PDN，2009，81．より作成

はじめての消化器内視鏡看護 113

❖ 消化器内視鏡治療と看護

PEG の処置の実際

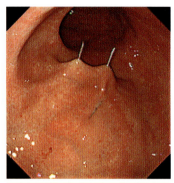

❶ 胃壁固定具の針を腹壁から胃内に穿刺します．

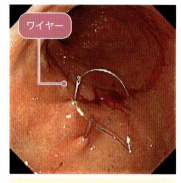

❷ 一方の針からワイヤーを挿入し，広げます．

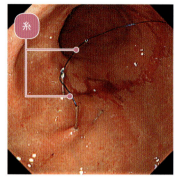

❸ もう一方の針から糸を出し，ワイヤーで糸をキャッチ，その糸を体外に出して結紮します．

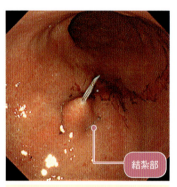

❹ 4点結紮し，その中心部にガイドワイヤー留置のためのルートを確保します．

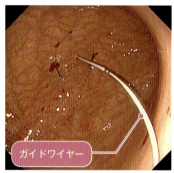

❺ ガイドワイヤーを胃内へ留置します．

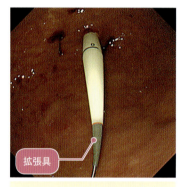

❻ ダイレーター（拡張具）を挿入しルートを拡張します．

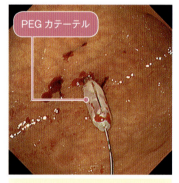

❼ ガイドワイヤーに沿わせてボタン型の PEG カテーテルを挿入します．

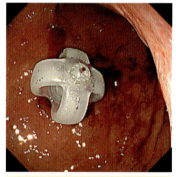

❽ PEG カテーテルを広げます．止血を確認して終了します．

消化器内視鏡治療と看護

異物除去

異物除去は日常診療でしばしば遭遇します．異物の種類や大きさなどに応じて処理具を選ぶことが重要です．

 ## 異物除去の基礎知識

異物除去の特徴

目的	●誤嚥した異物を内視鏡的に取り出すこと
適応	◎緊急性のあるものを誤嚥した場合 ●消化管壁を損傷する可能性があるもの（PTPシート，針，魚骨など） ●腸閉塞を起こす可能性があるもの（食物塊，果物の種，ビニール袋など） ●毒性のあるもの（乾電池，ボタン電池などは穿孔の危険性がある）
偶発症	●回収した異物による粘膜損傷，出血

 ## 異物除去の処置と看護

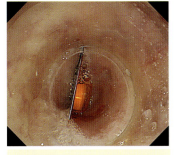
❶食道にPTPシートを認めます．

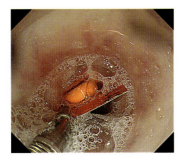
❷把持鉗子でPTPシートを把持します．

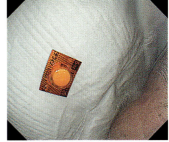
❸PTPシートを体外に摘出します．

治療後

●バイタルサインを測定し，経過を観察します．
●出血の有無を観察します．

MEMO　オーバーチューブ

●内視鏡治療などで頻回にスコープを抜き差しする場合に，咽頭や食道を保護するために使用します．
●マウスピースと組み合わせて使用します．

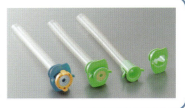
（画像提供：住友ベークライト）

はじめての消化器内視鏡看護 : 115

MEMO

第 5 章

消化器内視鏡関連機器の洗浄と安全管理

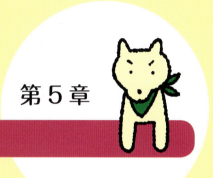

◆ 消化器内視鏡関連機器の洗浄と安全管理

内視鏡・内視鏡付属品の洗浄・消毒

洗浄の基本とは何でしょうか？それは食器洗いと同じで完全に乾燥させないことです．洗浄は汚染物を落としやすい状態にして，こする（ブラッシングする）ことが大切です．

スコープの洗浄・消毒の流れ

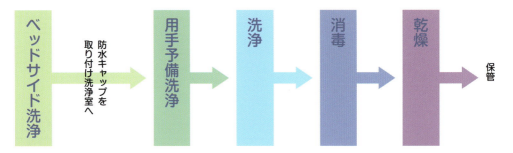

ベッドサイド洗浄 → 防水キャップを取り付け洗浄室へ → 用手予備洗浄 → 洗浄 → 消毒 → 乾燥 → 保管

ベッドサイド洗浄

① 洗浄剤（中性洗剤・酵素系洗浄剤など）を浸したガーゼで外表面を拭います．
② 内視鏡チャンネル内の付着物を除去するため，希釈洗浄剤 200mL 吸引します．
③ ノズル詰まりを除去するため，送気・送水チャンネルに AW チャンネルアダプターを取り付け送水します．

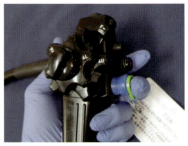

その後，防水キャップを取り付け洗浄室へ

用手予備洗浄

① 洗浄剤を浸したスポンジで外表面を洗い流します．
② 送気・送水ボタン，吸引ボタン，鉗子栓を外します．ERCP などに使用する十二指腸内視鏡は先端キャップも外します．
③ 洗浄ブラシで吸引・鉗子チャンネル内をブラッシングし（3方向最低3回／写真①），吸引口，鉗子口は専用ブラシを用いて再度，ブラッシングします（写真②）．

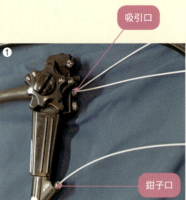
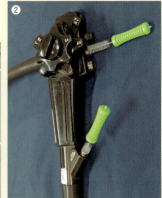

❹ ボタン類や鉗子栓をブラッシング後，よく揉み洗いします．

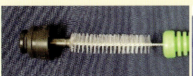

ボタンの孔も
ブラッシングする

❺ 副送水管がある場合は，10ccのシリンジを用いて，専用の短い副送水管洗浄アダプターに洗浄剤を2回注入します．十二指腸内視鏡は鉗子起立を動かしながら柔らかいブラシでブラッシングします．

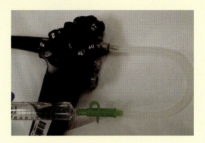

洗浄・消毒

● 十二指腸スコープの鉗子起立は処置具やカテーテルの上下方向を変える役目があります．ワイヤーはこの鉗子起立に付いており，鉗子起立を動かします．
❶ 内視鏡自動洗浄機にスコープをセットします．それと同時にボタンと鉗子栓を洗浄機の所定場所に設置します．

注意！

● 十二指腸内視鏡の鉗子起立は半分ほど起上させます．ワイヤーが金属部に当たることでの洗浄不良を防ぎます．

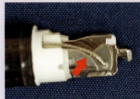 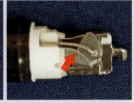

❷ 漏水検知用金口（コネクタ）に漏水検知用送気チューブを接続し漏水検知を行います．
❸ 再度，洗浄アダプターのゆるみなど確認したうえで，機器の設定を確認しスタートします．

乾燥

● アルコールフラッシュを用いて管路を乾燥させます．

MEMO ちょっとひと工夫！

● ボタン類や鉗子栓などは食器乾燥機を使うと素早く乾燥させることができます．食器乾燥機を置く場所が確保できればオススメです！（→次ページ）

スコープの保管

● スコープを保管する際，送気・送水ボタン，吸引ボタン，鉗子栓などは外して保管します．

❖ 消化器内視鏡関連機器の洗浄と安全管理

内視鏡付属品や処置具の洗浄・消毒・滅菌

内視鏡付属品

送水ボトル

- 送水ボトルは毎日，使用後に洗浄・乾燥し，1週間に1回は滅菌しています．それができない場合は，毎日，次亜塩素酸ナトリウム液（以下，次亜塩）で消毒します．

送水タンク

- 送水ボトルと同様に洗浄・乾燥します．

副送水用チューブ

- できる限り毎日滅菌します．できない場合も，毎日，次亜塩消毒をします

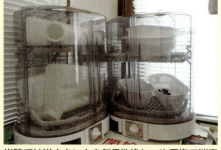

当院では送水タンクを毎日洗浄し，次亜塩で消毒後，食器乾燥機で乾燥しています．

内視鏡処置具 Point!

◎ディスポーザブル製品は絶対に再生しません！！
（当院では開封後使用しなかった処置具についても再生しません）

再生禁止のマーク

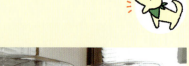

リユーザブル処置具の再生工程

❶ 使用後すぐに洗浄液に浸漬します．
（洗浄剤入りバケツなどに入れるなど）

カテーテルや管腔のある処置具はポートから洗浄液を満たします．

管腔に洗浄液を満たす

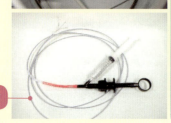

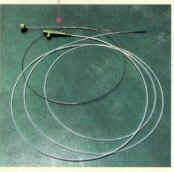
スタイレットを外す

❷ 外せる部品（スタイレットなど）は外し，管腔内には洗浄液を満たしてから超音波洗浄装置を用いて洗浄します．コイルシース（鉗子などで使用されている金属製の密着丸線コイル）などは，通常の洗浄では隙間に入っている汚染物はとれません．

MEMO

- 管腔内に液体が満たされていないと超音波の振動は伝わりません．

❸ 上から全体に水道水をかけて，すすぎます．

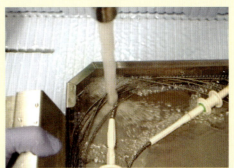

ポートのある処置具は，水道水をポートから注入してすすぎます．

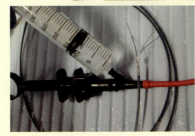
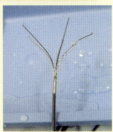

❹ 各種鉗子やクリップ装置などの可動部のある処置具は潤滑剤を塗布します．

MEMO
- 潤滑剤に軽く浸けてから乾燥させたり，噴霧スプレー容器に入れた潤滑剤をスプレーする方法があります．

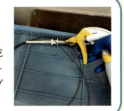

❺ 水分をできるだけ取り除いて滅菌バッグに入れます．
❻ 高圧蒸気滅菌（オートクレーブ）を行います．

注意！ ◎滅菌後は，濡らさない，汚さない，破らない！
- 滅菌バックに一度濡れたような跡があった場合は使用しないこと．滅菌が破綻している可能性があります．

これも覚えておこう！ 超音波洗浄装置の簡単な点検方法

- 超音波洗浄機には超音波振動ユニットがあり，その振動子が振動して超音波を発生させていますが，経年劣化により振動子が剝がれることがあります．そうなると十分な洗浄ができません．
- 超音波洗浄装置が十分に働いているかどうかは，アルミホイルなどを使って簡便に確認することが可能です．
- 超音波洗浄装置の洗浄槽にアルミホイルを浮かべます．アルミホイルに穴があいたり破け始めたら正常に働いています．

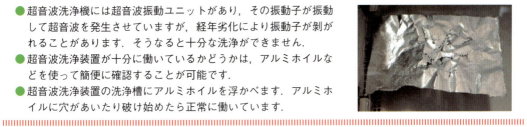

❖ 消化器内視鏡関連機器の洗浄と安全管理

感染対策・感染予防

内視鏡領域における感染対策では，内視鏡の洗浄・消毒，リユーザブル処置具の再生処理が適切に行われていることが重要です．

 接触感染

 ハンドケアが重要！ Point!

- あか切れなどの小さな傷も含め，手荒れは細菌の温床になり，手洗いの回数が減る原因にもなります．
- 皮膚保護剤はチューブタイプを使い，使用の際もチューブの先端に手が触れないように注意します．

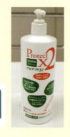

内視鏡室全体の環境

- 環境クロスなどの乾燥に注意します．環境クロスは拭いた跡が濡れていないと効果がありません．

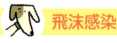 飛沫感染

Point!

- 水分・病原体を含んだ粒子（5μmより大きい飛沫）は2m近く飛ぶことがわかっています．生検時の鉗子栓からの出し入れの際は，より広く飛沫が拡散します．
- 生検鉗子を引くときは，鉗子口をガーゼで覆うなどして飛散を防止します．
- 個人防護具の着用は必須ですが，ゴーグルでは飛沫が横から入ることがあるため，フェイスシールドが推奨されます．

フェイスシールド

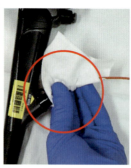

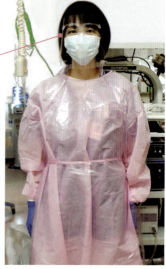

 空気感染

Point!

- インフルエンザや結核が疑われる場合は，まずは感染予防チームに相談し，検査・処置の順番をできる限り最後に設定します．
- 結核の場合はN95マスクを着用します．
- N95マスクを着用後，赤い矢印にある金属部を曲げて，顔の形に合わせます．

N95マスク
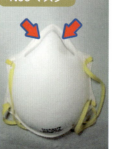

MEMO

いつから検査室を使用できる？

- 使用した検査室は空気の入れ替えが必要です．

目安は1時間後！

第6章 消化器内視鏡領域で使用される薬剤・注意すべき薬剤

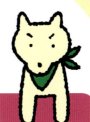

- 本書の情報は2019年6月現在のものです．
- 本書で取り上げる商品の解説には，一部適応外（承認外）使用も含まれる場合があります．実際の使用にあたって，必ず個々の添付文書を参照し，その内容を十分に理解したうえでご使用ください．
- 本書の編集製作に際しては，最新の情報をふまえ，正確を期すよう努めておりますが，医学・医療の進歩により，記載内容は変更されることがあります．その場合，従来の治療や薬剤の使用による不測の事故に対し，著者および当社は責を負いかねます．
- 製品写真は2019年6月時点で，各メーカーの医療関係者向けホームページなどより許可を得て掲載したものです．製品の外観は，メディケーションエラー減少の目的の改善などにより，つねに変更の可能性があります．また，製品は予告なく販売中止される可能性がありますので，各製品の使用時には最新の添付文書などをご確認ください．

❖ 消化器内視鏡領域で使用される薬剤・注意すべき薬剤

消化器内視鏡領域で使用される薬剤

セデーションの検査・処置で用いられる薬剤

催眠鎮静薬

一般名 / 商品名	外観	特徴
ジアゼパム / セルシン／ホリゾン	セルシン　ホリゾン	● 鎮静作用，催眠作用，抗不安作用，健忘作用，鎮痙作用があるが，鎮痛作用なし．肝障害があると遷延することがある．
フルニトラゼパム / サイレース		● ジアゼパムより強い鎮静作用がある．
ミダゾラム / ドルミカム		● 血管痛がなく，即効性で作用時間が短いが，ジアゼパムより強い鎮静作用がある．
デクスメデトミジン塩酸塩 / プレセデックス		● 生理的な睡眠を誘発するためせん妄をきたしにくい． ● 呼吸抑制はほとんどないが，徐脈に注意．

抗ヒスタミン薬

ヒドロキシジン / アタラックス		● 鎮静・催眠作用によって不眠・不安・不穏症状を改善させる． ● 制吐・鎮痛作用も持つ． ● 副作用として眠気，倦怠感，口渇がある．

静脈麻酔薬

プロポフォール / 1%ディプリバン注		● 鎮静作用，催眠作用，抗不安作用，健忘作用，鎮痙作用があるが，鎮痛作用なし． ● 投与中止後短時間（10〜15分）で覚醒し，鎮静作用が遷延しない． ● 用量依存性に呼吸抑制，血圧低下を認める．

124　はじめての消化器内視鏡看護

消化器内視鏡領域で使用される薬剤・注意すべき薬剤 ◆

麻薬性鎮痛薬

一般名 / 商品名	外観	特徴
ペチジン塩酸塩 ----- 塩酸ペチジン注射液		●モルヒネより鎮痛効果は弱いが，呼吸抑制は軽度. ●ナロキソンにより拮抗される.
フェンタニル ----- フェンタニル注射液		●モルヒネより強力な鎮痛効果がある．呼吸抑制，血圧低下に注意. ●ナロキソンにより拮抗される.

拮抗性鎮痛薬

一般名 / 商品名	外観	特徴
ペンタゾシン ----- ソセゴン		●強力な鎮痛作用と弱い抗オピオイド作用を持つ. ●呼吸抑制に注意.

呼吸抑制拮抗薬

一般名 / 商品名	外観	特徴
フルマゼニル ----- アネキセート注射薬0.5mg		●ベンゾジアゼピン系薬剤に対して拮抗作用を示す. ●作用持続時間は短いため，再鎮静に注意.
塩酸ナロキソン ----- ナロキソン		●合成麻薬拮抗薬．麻薬性鎮痛薬や拮抗性鎮痛薬による呼吸抑制に拮抗する.

第6章

はじめての消化器内視鏡看護 125

❖ 消化器内視鏡領域で使用される薬剤・注意すべき薬剤

内視鏡検査・処置の前処置薬

一般名 商品名	外観	特徴
臭化ブチルスコポラミン ブスコパン		● 消化管の痙攣，過剰な胃腸運動の抑制． ● 出血性大腸炎・心疾患・緑内障・前立腺肥大による排尿障害には禁忌．
グルカゴン グルカゴン G ノボ 注射用 1mg		● 消化管の痙攣，過剰な胃腸運動の抑制． ● 褐色細胞腫およびその疑いのある患者には禁忌．
l-メントール ミンクリア内用散布液 0.8%		● 胃蠕動運動抑制剤．

上部消化管内視鏡検査前処置薬

胃粘膜の気泡・粘液除去薬

一般名 商品名	外観	特徴
ジメチコン ガスコンドロップ内用液		● 有泡性粘液の除去に使用する．
プロナーゼ プロナーゼ MS		● 胃粘液を溶解除去する． ● プロナーゼ 0.5g と重曹 1g を 50～80mL の水に溶かして使用する．

咽頭麻酔薬

一般名 商品名	外観	特徴
リドカイン キシロカインポンプスプレー8% キシロカインビスカス 2%	キシロカインポンプスプレー8% キシロカインビスカス 2%	● 局所麻酔薬．アナフィラキシーショック，キシロカイン中毒に注意．

126　はじめての消化器内視鏡看護

消化器内視鏡領域で使用される薬剤・注意すべき薬剤

 経鼻内視鏡前処置薬

局所血管収縮薬

一般名 商品名	外観	特徴
ナファゾリン硝酸塩 プリビナ		● 鼻腔の血管を収縮させ，充血を除去する． ● 眠気，吐き気を認めることがある．

 大腸内視鏡検査前処置薬

緩下薬

一般名 商品名	外観	特徴
センノシド プルゼニド		● 大腸を刺激して排便を促す． ● 腹痛・下痢・悪心・嘔吐をきたすことがある．
ピコスルファートナトリウム水和物 ラキソベロン内用液0.75%		● 大腸を刺激して排便を促す． ● 腹痛・下痢・悪心・嘔吐をきたすことがある． ● 腸管閉塞が疑われる場合は使用しない．

腸管洗浄液

一般名 商品名	外観	特徴
ナトリウム・カリウム配合剤 ニフレック配合内用剤／ムーベン配合内用剤	ニフレック　ムーベン	● 大腸内視鏡検査，バリウム注腸X線造影検査（ムーベンは除く），大腸手術時の前処置として，腸内を洗浄し，内容物を排除する． ● 胃腸管閉塞症および腸閉塞の疑いのある患者，腸管穿孔，中毒性巨大結腸症には禁忌．
クエン酸マグネシウム マグコロールP		● 大腸内視鏡検査，バリウム注腸X線造影検査，大腸手術時の前処置として腸内を洗浄し，内容物を排除する． ● スポーツ飲料のような甘みがある． ● 腸管閉塞症，腸管穿孔，中毒性巨大結腸症には禁忌．
ビジクリア ビジクリア配合錠		● 大腸内視鏡検査の前処置として，腸内を洗浄し，内容物を排除する． ● 計50錠を水またはお茶で内服する． ● 腎障害（透析含む），高血圧症の高齢者，うっ血性心不全，不安定狭心症，QT延長症候群・重篤な心室性不整脈，腸管閉塞症，腸管穿孔，中毒性巨大結腸症には禁忌．
ナトリウム・カリウム・アスコルビン酸配合剤 モビプレップ配合内用剤		● 大腸内視鏡検査の前処置として，腸内を洗浄し，内容物を排除する． ● ニフレックより内服量が少ないが洗浄力は同等． ● 梅味で内服しやすい． ● 胃腸管閉塞症および腸閉塞の疑いのある患者，腸管穿孔，胃排出不全中毒性巨大結腸症には禁忌．

はじめての消化器内視鏡看護　127

❖ 消化器内視鏡領域で使用される薬剤・注意すべき薬剤

静脈瘤治療薬

一般名／商品名	外観	特徴
ポリドカノール エトキシスクレロール		● 食道静脈瘤出血の止血および食道静脈瘤の硬化退縮. ● 血管外（周囲）に注入する．1回の総注入量は計 0.3g 以内とする.
モノエタノールアミンオレイン酸塩注射液 オルダミン		● 食道胃静脈瘤出血の止血および食道胃静脈瘤の硬化退縮. ● 血管内に注入する．1回の総注入量は計 30mL 以内とする.
シアノアクリレート ヒストアクリル		● 胃静脈瘤の止血，退化退縮. ● リピオドールと混合して胃静脈瘤に直接注入する.

粘膜下注入薬

一般名／商品名	外観	特徴
ヒアルロン酸ナトリウム ムコアップ／ケイスマート	ムコアップ ケイスマート	● EMR，ESD の際に粘膜下層に注入する.

消化器内視鏡領域で注意すべき薬剤

抗凝固薬

一般名／商品名	外観	特徴
ワルファリンカリウム ワーファリン		● ビタミン K を阻害することで凝固因子の産生を抑制する. ● PT-INR 値を用いてモニタリングする. ● ビタミン K 投与により作用が減弱する.
ヘパリンナトリウム ヘパリン Na 注		● アンチトロンビンⅢと結合することで抗凝固効果を発揮する. ● APTT を用いてモニタリングする. ● 重大な副作用としてヘパリン起因性血小板減少症（HIT）がある.

消化器内視鏡領域で使用される薬剤・注意すべき薬剤

一般名 / 商品名	外観	特徴
ダビガトラン / プラザキサ		● トロンビンに直接結合し抗凝固作用を発揮する. ● 抗凝固活性の個人差が少なく，ビタミン K の影響を受けず，血液凝固モニターを必要としない.
リバーロキサバン / イグザレルト		● Xa を阻害し抗凝固作用を発揮する. ● 抗凝固活性の個人差が少なく，ビタミン K の影響を受けず，血液凝固モニターを必要としない.
アピキサバン / エリキュース		● Xa を阻害し抗凝固作用を発揮する. ● 抗凝固活性の個人差が少なく，ビタミン K の影響を受けず，血液凝固モニターを必要としない.
エドキサバン / リクシアナ		● Xa を阻害し抗凝固作用を発揮する. ● 抗凝固活性の個人差が少なく，ビタミン K の影響を受けず，血液凝固モニターを必要としない.

抗血小板薬

一般名 / 商品名	外観	特徴
アスピリン / バイアスピリン		● 抗血小板凝集抑制作用を有する. ● 虚血性脳血管障害や虚血性心疾患の予防に使用される.
チクロピジン / パナルジン		● ADP 受容体を阻害することで抗血小板作用を発揮する.
クロピドグレル / プラビックス		● ADP 受容体を阻害することで抗血小板作用を発揮する.
プラスグレル / エフィエント		● ADP 受容体を阻害することで抗血小板作用を発揮する. ● 経皮的冠動脈形成術が適応となる患者のみに使用できる.
シロスタゾール / プレタール		● 細胞内 cAMP を増大させることで抗血小板作用を発揮する. ● 脳梗塞再発抑制，慢性動脈閉塞症に適応がある.

第6章

はじめての消化器内視鏡看護　129

❖ 消化器内視鏡領域で使用される薬剤・注意すべき薬剤

一般名 / 商品名	外観	特徴
イコサペント酸エチル / エパデール		● トロンボキサン A_2 産生を抑制することにより抗血小板作用を発揮する. ● 閉塞性動脈硬化症に適応がある.
塩酸サルポグレラート / アンプラーグ		● $5HT_2$ による血小板への活性化刺激を抑制する. ● 慢性動脈閉塞症に適応がある.
ベラプロストナトリウム / ドルナー／プロサイリン	ドルナー / プロサイリン	● cAMP 増加による抗血小板作用を発揮する. ● 慢性動脈閉塞症,原発性肺高血圧症に適応がある.
リマプロストアルファデクス / オパルモン／プロレナール	オパルモン / プロレナール	● cAMP 増加による抗血小板作用を発揮する. ● 慢性動脈閉塞症,後天性腰部脊柱管狭窄症に適応がある.
トラピジル / ロコルナール		● プロスタサイクリンの産生を促進し抗血小板作用を発揮する. ● 狭心症に適応がある.
ジラゼプ塩酸塩水和物 / コメリアン		● ホスホリパーゼ C を阻害することで抗血小板作用を発揮する. ● 虚血性心疾患や IgA 腎症に適応がある.
ジピリダモール / ペルサンチン		● 血小板内 cGMP を増加させ血小板凝集抑制を発揮する. ● 脳梗塞再発予防に適応がある.

■略語

	略語	フルスペル	日本語
A	AFI	auto fluorescence imaging	自家蛍光観察
	AGML	acute gastric mucosal lesion	急性胃粘膜病変
	APC	argon plasma coagulation	アルゴンプラズマ凝固止血法
B	BLI	blue laser imaging	狭帯域光観察
	B-RTO	baloon-occluded retrograde transvenous obliteration	バルーン下逆行性経静脈的塞栓術
C	CCD	charge coupled device	個体撮像素子
	CFP	cold forceps polypectomy	コールド・フォーセプス・ポリペクトミー
	CO_2	carbon dioxide	二酸化炭素、炭酸ガス
	CS	colonoscopy	大腸内視鏡
	CSP	cold snare polypectomy	コールド・スネア・ポリペクトミー
	CT	computed tomography	コンピュータ断層撮影
D	DAVE	diffuse antral vascular ectasia	びまん性前庭部毛細血管拡張
	DBE	double balloon endoscope	ダブルバルーン内視鏡
	DOAC	direct oral anticoagulants	直接経口抗凝固薬
E	EBD	endoscopic biliary drainage	内視鏡的胆道ドレナージ
	EGD	endoscopic gastroduodenoscopy	上部消化管内視鏡
	EGJ	esophago-gastric junction	食道胃接合部
	EIS	endoscopic injection sclerotherapy	内視鏡的静脈瘤硬化療法
	EML	endoscopic mechanical lithotripsy	内視鏡的機械的破石術
	EMR	endoscopic mucosal resection	内視鏡的粘膜切除術
	EMS	expandable metalic stent	管腔拡張用金属ステント
	ENBD	endoscopic naso-biliary drainage	内視鏡的経鼻胆管ドレナージ
	ENPD	endoscopic nasopancreatic drainage	内視鏡的経鼻膵管ドレナージ
	EPBD	endoscopic papillary balloon dilatation	内視鏡的乳頭バルーン拡張術
	ERBD	endoscopic retrograde biliary drainage	内視鏡的逆行性胆道ドレナージ
	ERC	endoscopic retrograde cholangiography	内視鏡的逆行性胆道造影
	ERCP	endoscopic retrograde cholangiopancreatography	内視鏡的逆行性膵管胆管造影

はじめての消化器内視鏡看護

	略語	フルスペル	日本語
	ERPD	endoscopic retrograde pancreatic drainage	内視鏡的逆行性膵管ドレナージ
	ESD	endoscopic submucosal dissection	内視鏡的粘膜下層剥離術
	EST	endoscopic sphincterotomy	内視鏡的乳頭括約筋切開術
	EUS	endoscopic ultrasonography	超音波内視鏡検査
	EUS-FNA	endoscopic ultrasound-guided fine-needle aspiration	超音波内視鏡下穿刺吸引法
	EVL	endoscopic variceal ligation	内視鏡的静脈瘤結紮術
F	FICE	Fuji Intelligent Color Enhancement	分光内視鏡画像処理
G	GAVE	gastric antral vascular ectasia	胃前庭部毛細血管拡張症
	GIST	gastrointestinal stromal tumor	消化管間質腫瘍
H	HSE	hypertonic saline epinephrine	高張食塩エピネフリン溶液
I	IBD	inflammatory bowel disease	炎症性腸疾患
	ICU	intensive care unit	集中治療室
	IDUS	intraductal ultrasonography	胆・膵管腔超音波内視鏡
	IPCL	intra-erithelial papillary capillary loop	上皮乳頭内毛細血管ループ
	IRI	infra red imaging	赤外光観察
	IVR	interventional radiology	インターベンショナルラジオロジー
L	LCI	linked color imaging	特殊光色彩強調画像
M	MRCP	magnetic resonance cholangiopancreatography	磁気共鳴胆道膵管造影
	MRI	magnetic resonance imaging	磁気共鳴画像
N	NBI	narrow band imaging	狭帯域光観察
O	OGIB	obscure gastrointestinal bleeding	原因不明消化管出血
P	PEG	percutaneus endscopic gastrostomy	経皮内視鏡的胃瘻造設術
	PPI	proton pump inhibitor	プロトンポンプ阻害薬
	PTCD	percutaneus transhepatic cholangio drainage	経皮経肝胆管ドレナージ
	PTP	press through pack	錠剤の包装
S	SpO$_2$	pulse oxymetric oxygen saturation	経皮的動脈血酸素飽和度
X	Xp	X-ray photograph	レントゲン撮影

■ 引用・参考文献

第1章

1) 丹羽寛文，田尻久雄．内視鏡観察法に関する新たな分類の提唱．臨牀消化器内科．23（1），2008，137-41.
2) 田村君英編．技師&ナースのための消化器内視鏡ガイド．改訂第2版．東京，学研メディカル秀潤社，2017，360p.
3) 大圃研編．大圃組はやっている！！消化器内視鏡の機器・器具・デバイスはこう使え！．京都，金芳堂，2017，330p.

第2章

1) 日本看護協会．インフォームドコンセントと倫理．https://www.nurse.or.jp/nursing/practice/rinri/text/basic/problem/informed.html（2019年8月14日閲覧）.
2) 藤本一眞ほか．抗血栓薬服用者に対する消化器内視鏡診療ガイドライン．日本消化器内視鏡学会雑誌．54（7），2012，2075-102.
3) 加藤元嗣ほか．抗血栓薬服用者に対する消化器内視鏡診療ガイドライン：直接経口抗凝固薬（DOAC）を含めた抗凝固薬に関する追補2017．日本消化器内視鏡学会雑誌．59（7），2017，1549-58.
4) 藤本一眞ほか．抗血栓薬服用者に対する消化器内視鏡診療ガイドライン．日本消化器内視鏡学会雑誌．54（7），2012，6-9.
5) 医療情報科学研究所編．消化器．第4版．東京，メディックメディア，2010，318p，（病気がみえる，1）.
6) 古田隆久ほか．消化器内視鏡関連の偶発症に関する第6回全国調査報告2008年〜2012年までの5年間．日本消化器内視鏡学会雑誌．58（9），2016，1466-91.
7) 工藤進英監修．ナースのためのやさしくわかる内視鏡検査・治療・ケア．東京，ナツメ社，2013，223p.
8) 田村君英編．技師&ナースのための消化器内視鏡ガイド．改訂第2版．東京，学研メディカル秀潤社，2017，360p.
9) 大圃研ほか．大圃流 消化器内視鏡の介助・ケア．東京，羊土社，2018，277p
10) 日本消化器内視鏡技師会．内視鏡看護教育ガイドライン．http://www.jgets.jp/kangokyouiku_GL.pdf（2019年8月14日閲覧）.
11) 日本消化器内視鏡技師会 日本消化器内視鏡技師会内視鏡看護委員会．消化器内視鏡看護業務基準：内視鏡検査・治療における看護業務基準．http://www.jgets.jp/endo_kangokijun.pdf（2019年8月14日閲覧）.
12) 新居富士美ほか．消化管内視鏡検査における専門性として看護師に求められる能力：内視鏡部門に勤務する看護師を対象とした半構成的面接調査．日本看護研究学会雑誌．29（5），2006，103-8.

第3章

1) 金田智ほか著．成人看護学5：消化器．第13版．東京，医学書院，2011，480p，（系統看護学講座，専門分野3）
2) 工藤進英監修．ナースのためのやさしくわかる内視鏡検査・治療・ケア．東京，ナツメ社，2013，223p.
3) 長廻紘監修．技師とナースのための消化管内視鏡ハンドブック．第3版．東京，文光堂，368p.
4) 八尾恒良監修．胃と腸アトラスⅠ：上部消化管．第2版．東京，医学書院，2014，400p.
5) 八尾恒良監修．胃と腸アトラスⅡ：下部消化管．第2版．東京，医学書院，2014，368p.

第4章

1) NPO 法人 PDN. 胃ろう手帳. 東京, NPO 法人 PDN, 2014, 36p.
2) 小川滋彦監修. "バンパー埋没症候群". PEG のトラブル AtoZ. 東京, NPO 法人 PDN, 2009, 81.
3) 工藤進英監修. ナースのためのやさしくわかる内視鏡検査・治療・ケア. 東京, ナツメ社, 2013, 223p.
4) 真船健一編. 消化器ビジュアルナーシング. 東京, 学研メディカル秀潤社, 2014, 256p.
5) 林紀夫ほか監修. 消化器疾患治療マニュアル. 改訂 2 版. 京都, 金芳堂, 2013, 470p.

第5章

1) 田村君英編. 技師&ナースのための消化器内視鏡ガイド. 改訂第 2 版. 東京, 学研メディカル秀潤社, 2017, 360p.

■さくいん

欧文

APC法 ・・・・・・・・・・・・・・・・ 17
CMV ・・・・・・・・・・・・・・・・・・ 27
EBD ・・・・・・・・・・・・・・・・・ 108
EIS ・・・・・・・・・・・・・・・・・・ 98
EMR ・・・・・・・・・・・・・・・・・ 84
ENBD ・・・・・・・・・・・・・・・ 108
ERCP ・・・・・・・・・・・・・・・・ 74
ESD ・・・・・・・・・・・・・・・・・ 88
EST ・・・・・・・・・・・・・・・・・ 108
EVL ・・・・・・・・・・・・・・・・・ 94
PEG ・・・・・・・・・・・・・・・・・ 111

あ行

アルゴンプラズマ凝固止血法 ・ 17
胃のおもな疾患 ・・・・・・・・・・ 58
胃の構造 ・・・・・・・・・・・・・・ 56
異物除去 ・・・・・・・・・・・・・・ 115
胃瘻カテーテル ・・・・・・・・・ 112
インジゴカルミン ・・・・・・・・ 21
インフォームドコンセント ・・・・ 30

か行

覚醒スケール ・・・・・・・・・・・ 45
下部消化管内視鏡検査 ・・・・・ 60
　ーの前処置 ・・・・・・・・・・・ 61
カプセル内視鏡検査 ・・・・・・ 81
観察法 ・・・・・・・・・・・・・・・・ 20
患者をリラックスさせるかかわり 40
感染対策・予防 ・・・・・・・・・ 122
キシロカインショック ・・・・・・ 33
吸引セット ・・・・・・・・・・・・・ 37
偶発症 ・・・・・・・・・・・・・・・・ 47
クリスタルバイオレット ・・・・・ 21
クリップ ・・・・・・・・・・・・・・・ 19
クリップ鉗子 ・・・・・・・・・・・ 19
クリップ止血法 ・・・・・・・・・・ 93
クリニカルパス ・・・・・・・・・・ 31
経鼻内視鏡 ・・・・・・・・・・・・ 51
経皮内視鏡的胃瘻造設術 ・・ 111
検査直後の看護 ・・・・・・・・・ 42

検査当日の確認事項 ・・・・・・・ 39
検体 ・・・・・・・・・・・・・・・・・ 73
　ーの取り扱い方 ・・・・・・・・ 25
　ーの取り出し方 ・・・・・・・・ 70
抗凝固薬 ・・・・・・・・・・・・・・ 35
抗血小板薬 ・・・・・・・・・・・・ 35
抗血栓薬休薬のリスク ・・・・・ 34
抗血栓療法 ・・・・・・・・・・・・ 34
抗コリン作用 ・・・・・・・・・・・ 32
高周波発生装置 ・・・・・・・・・ 16
五脚鉗子 ・・・・・・・・・・・・・・ 19

さ行

サイトメガロウイルス ・・・・・・ 27
三脚鉗子 ・・・・・・・・・・・・・・ 19
酸素吸入セット ・・・・・・・・・ 37
色素法 ・・・・・・・・・・・・・・・・ 20
止血鉗子 ・・・・・・・・・・・・・・ 19
視野角度 ・・・・・・・・・・・・・・ 13
十二指腸の構造 ・・・・・・・・・ 56
小腸内視鏡検査 ・・・・・・・・・ 79
小腸のおもな疾患 ・・・・・・・・ 68
上部消化管内視鏡検査 ・・・・・ 50
　ーの前処置 ・・・・・・・・・・・ 51
食道のおもな疾患 ・・・・・・・・ 55
食道の構造 ・・・・・・・・・・・・ 54
水分摂取 ・・・・・・・・・・・・・・ 38
スコープ ・・・・・・・・・・・・・・ 12
　ーの洗浄・消毒 ・・・・・・・ 118
ステント留置術 ・・・・・・・・・ 104
生検鉗子 ・・・・・・・・・・・ 18,69
　ーの開閉 ・・・・・・・・・・・・ 70
生検法 ・・・・・・・・・・・・・ 25,69
赤痢アメーバ ・・・・・・・・・・・ 27
セデーション ・・・・・・・・・・・ 44
前処置のときの看護 ・・・・・・ 38
先端部 ・・・・・・・・・・・・・・・・ 15
挿管セット ・・・・・・・・・・・・・ 37

た行

大腸のおもな疾患 ・・・・・・・・ 68
大腸の構造 ・・・・・・・・・・・・ 66

タイムアウト ・・・・・・・・・・・ 43
胆嚢・胆道・膵臓の構造 ・・・・ 76
超音波内視鏡下穿刺吸引法 ・・ 72
超音波内視鏡検査 ・・・・・・・ 72
腸管洗浄剤 ・・・・・・・・・・ 38,61
直腸のおもな疾患 ・・・・・・・・ 68
鎮静薬 ・・・・・・・・・・・・・・・・ 46
取り違い防止 ・・・・・・・・・・・ 43

な行

内視鏡的逆行性膵管胆管造影 ・ 74
内視鏡的止血術 ・・・・・・・・・ 92
内視鏡的静脈瘤結紮術 ・・・・・ 94
内視鏡的静脈瘤硬化術 ・・・・・ 98
内視鏡的胆管結石除去術 ・・・ 106
内視鏡的胆道ドレナージ術 ・・ 108
内視鏡的乳頭括約筋切開術 ・・ 108
内視鏡的粘膜下層剥離術 ・・・・ 88
内視鏡的粘膜切除術 ・・・・・・ 84
内視鏡の太さ ・・・・・・・・・・・ 14
ネット鉗子 ・・・・・・・・・・・・・ 19

は行

バイポーラ ・・・・・・・・・・ 16,17
培養検査 ・・・・・・・・・・・・・・ 27
把持鉗子 ・・・・・・・・・・・・・・ 18
バルーン拡張術 ・・・・・・・・・ 102
バンパー埋没症候群 ・・・・・・ 113
ピロリ菌 ・・・・・・・・・・・・・・・ 26
フリーエア ・・・・・・・・・・・・・ 95
ヘパリン置換 ・・・・・・・・・・・ 33
便スケール ・・・・・・・・・・・・ 62

ま行

マウスピース ・・・・・・・・・・・ 51
末梢ルート確保セット ・・・・・・ 34
モノポーラ ・・・・・・・・・・ 16,17

や・ら行

用手圧迫 ・・・・・・・・・・・・・・ 65
ルゴール ・・・・・・・・・・・・・・ 22

はじめての消化器内視鏡看護—カラービジュアルで見てわかる！

2019年10月5日発行　第1版第1刷
2025年4月10日発行　第1版第6刷

監　修　平松 直樹／三田 英治

編　著　山田 拓哉

発行者　長谷川 翔

発行所　株式会社メディカ出版
　　　　〒532-8588
　　　　大阪市淀川区宮原3-4-30
　　　　ニッセイ新大阪ビル16F
　　　　https://www.medica.co.jp/

編集担当　山田美登里

装　幀　株式会社くとうてん

本文イラスト　八代映子／ニガキ恵子

組　版　株式会社明昌堂

印刷・製本　株式会社シナノ パブリッシング プレス

©Takuya YAMADA, 2019

本書の複製権・翻訳権・翻案権・上映権・譲渡権・公衆送信権（送信可能化権を含む）は、（株）メディカ出版が
保有します。

ISBN978-4-8404-6925-8　　　　　　　　　　　　　　　Printed and bound in Japan

当社出版物に関する各種お問い合わせ先（受付時間：平日9：00〜17：00）
●編集内容については、編集局 06-6398-5048
●ご注文・不良品（乱丁・落丁）については、お客様センター 0120-276-115